Dr. Vamberto Maia Filho

Filhos, histórias inspiradoras

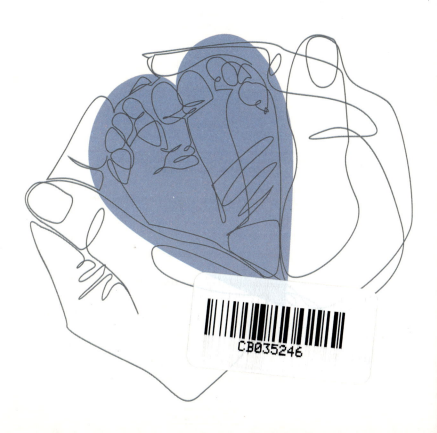

Copyright© 2023 by Literare Books International.
Todos os direitos desta edição são reservados à Literare Books International.

Presidente:
Mauricio Sita

Vice-presidente:
Alessandra Ksenhuck

Chief Product Officer:
Julyana Rosa

Diretora de projetos:
Gleide Santos

Chief Sales Officer:
Claudia Pires

Consultora de projetos:
Amanda Dias

Produção editorial e revisão de textos:
Bruna Siqueira Campos
(BSCPro Comunicação Estratégica)

Projeto gráfico e ilustrações:
Ana Vallestero

Foto do autor:
Paula Maestrali

Diagramação:
Candido Ferreira Jr.

Revisão:
Rodrigo Rainho

Impressão:
Trust

Dados Internacionais de Catalogação na Publicação (CIP)
(eDOC BRASIL, Belo Horizonte/MG)

M217f Maia Filho, Vamberto.
  Filhos, histórias inspiradoras / Dr. Vamberto Maia Filho. – São Paulo, SP: Literare Books International, 2023.
  14 x 21 cm

  ISBN 978-65-5922-600-9

  1. Gestação. 2. Nascimento. 3. Bebês. I. Título.
  CDD 618.24

Elaborado por Maurício Amormino Júnior – CRB6/2422

Literare Books International Ltda.
Alameda dos Guatás, 102 – Saúde– São Paulo, SP.
CEP 04053-040
Fone: +55 (0**11) 2659-0968
site: www.literarebooks.com.br
e-mail: literare@literarebooks.com.br

Dedicatória

Dedico esta obra a cada lágrima derramada, a cada menstruação sentida, a cada sentimento de revolta nutrida e aos inúmeros momentos de dor, física ou na alma... Mas se a jornada dói, a conquista é incrível. Um bebê tornará o amor mais forte, os dias mais curtos, as noites mais longas, a conta bancária menor, o lar mais alegre, as roupas mais largas, o passado esquecido e fará um futuro que vale a pena ser vivido.

Filhos...

"Fizeste-me ver a claridade do mundo e a possibilidade da alegria. Tornaste-me indestrutível, porque, graças a ti, não termino em mim mesmo."

Pablo Neruda

Prefácio

A reprodução assistida é feita de histórias. De profissionais dedicados, de pacientes esperançosos, de vidas que vieram ao mundo. Histórias se entrelaçam na construção desse grande propósito, e que alegria é poder falar sobre alguém cujo caminho faz parte do meu e vice-versa.

Alguém que sempre enxergou a importância da reprodução assistida para transformar vidas, alimentar sonhos, trazer esperança e realizar o desejo da maternidade e da paternidade através de uma ciência ética e humana. Um brilhante médico, a quem pude acompanhar e auxiliar desde os primeiros passos na carreira, durante sua residência, e a quem tenho o prazer de chamar de colega nessa profissão desafiadora e gratificante.

Sabemos que essa história de sucesso só foi possível graças a muita dedicação, estudo e inspiração - esta última, um elemento inesperado, mas sempre necessário. Junto ao conhecimento científico, a reprodução assistida se alimenta do vislumbre, da esperança, do acreditar.

É quando vivemos histórias inspiradoras e as compartilhamos que um ciclo de felicidade e sonho se perpetua. Que estas histórias que tanto inspiram o autor deste livro façam isso por cada leitor e paciente - como também fizeram a mim.

Dra. Madalena Caldas

Graduada pela Universidade de Pernambuco (UPE), a dra. Madalena Caldas é membro da Sociedade Americana de Reprodução Assistida e da Sociedade Europeia de Reprodução Humana. É coordenadora do Setor de Medicina Reprodutiva do Instituto de Medicina Integral Professor Fernando Figueira - (IMIP) e diretora médico-científica da Rede Geare.

SUMÁRIO

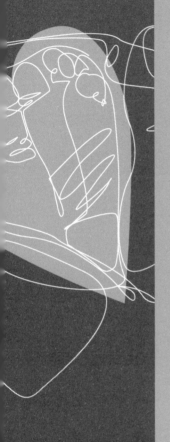

Dedicatória | p.3
Prefácio | p.5

CAPÍTULO 1 | p.9
Gestante outra vez, agora na maturidade

CAPÍTULO 2 | p.17
Fazendo história na jurisprudência brasileira

CAPÍTULO 3 | p.27
Meu menino "arco-íris"

CAPÍTULO 4 | p.37
Um ventre, duas mães

CAPÍTULO 5 | p.43
Um sonho possível com banco de sêmen e ovodoação

CAPÍTULO 6 | p.51
Um aniversário para sempre na memória

CAPÍTULO 7 | p.57
Endometriose e o medo real da infertilidade

CAPÍTULO 8 | p.67
A tríplice aliança com uma barriga solidária

CAPÍTULO 9 | p.73
Diabetes, uma inimiga silenciosa

CAPÍTULO 10 | p.89
A vida tem suas ironias

CAPÍTULO 11 | p.97
Luto e renascimento: o preço de um sonho

CAPÍTULO 12 | p.107
Um sonho que atravessou o Atlântico

Sobre o autor | p.113
Agradecimentos | p.115
Glossário da infertilidade | p.117

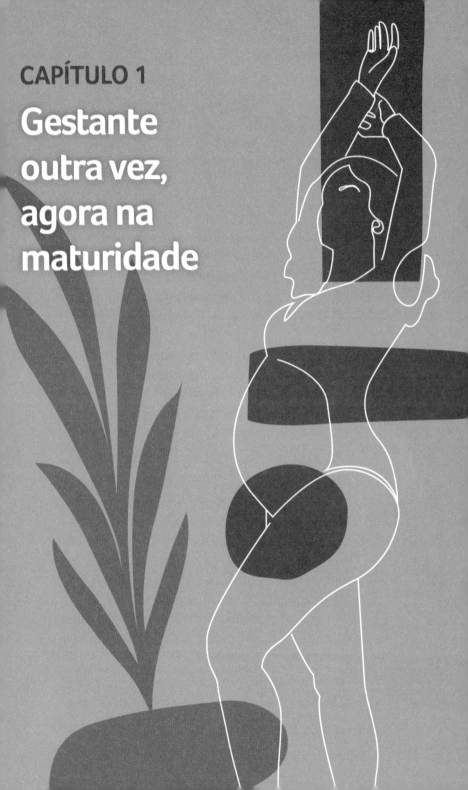

CAPÍTULO 1
Gestante outra vez, agora na maturidade

Ana*

E ra 2016, eu estava com 47 anos e as viagens para São Paulo eram constantes. Estava cursando doutorado por conta da universidade. Me sentia plena como profissional e meu horizonte profissional era o melhor. Como tantas outras mulheres, eu estava no auge da minha carreira, pensava em conquistar novos clientes e alcançar primeiro a estabilidade financeira.

Mas algo me inquietava e ecoava em minha mente: eu queria ser mãe de novo.

Mesmo casada e já tendo um filho (na época, com 26 anos), nutria esse sonho antigo e mantinha a esperança no coração. Tanto que, quando mais nova, tentei alguns tratamentos não invasivos, embora sem êxito. Acho que era uma forma de me manter nesse cenário seguro de minha vida, sem me expor demais ao julgamento dos outros e até do meu. E assim, fui mais uma a deixar meu sonho para depois.

Foi então que, na época do doutorado, comecei a pesquisar na internet sobre reprodução humana.

A pedido da paciente, seu nome real foi substituído para preservar a sua identidade.

Descobri que muitas atrizes conseguiram gestar com 40 e poucos anos. Me assombrei com relatos de que, até com mais de 50 anos de idade, algumas conseguiam! Comecei a me debruçar sobre o assunto e vi que havia várias técnicas, entre elas, a ovodoação. Foi como um bálsamo em minha mente, eu tinha chance de engravidar!

O processo, que descobri depois de muitas pesquisas na internet, consistia em contar com os óvulos obtidos de uma outra mulher, que passaria pela estimulação. Eles seriam fertilizados com os espermatozoides do meu marido e implantados em mim, mãe receptora.

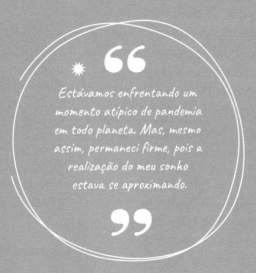

Estávamos enfrentando um momento atípico de pandemia em todo planeta. Mas, mesmo assim, permaneci firme, pois a realização do meu sonho estava se aproximando.

Capítulo 1

Sentia que havia possibilidade de ser mãe novamente, pois a tecnologia estava ao meu dispor e poderia me ajudar nessa conquista. Busquei em minha cidade algum médico especialista em reprodução humana, marquei a consulta e fui conversar sobre a possibilidade de ser mãe pela segunda vez.

Em breve, eu faria 50 anos. Mas desisti da caminhada, naquele momento, porque o profissional que conversou comigo afirmou que só faria o tratamento antes do meu aniversário de 50. Claro que fiquei desmotivada. Na verdade, o Conselho Federal de Medicina aconselha que o tratamento só poderia acontecer até aquela idade, e o médico não foi além disso. Senti uma falta de acolhimento e até mesmo empatia naquele momento.

Me desmotivei um pouco, esperava uma recepção diferente. Mas não me deixei abater e continuei com aquele propósito dentro de mim.

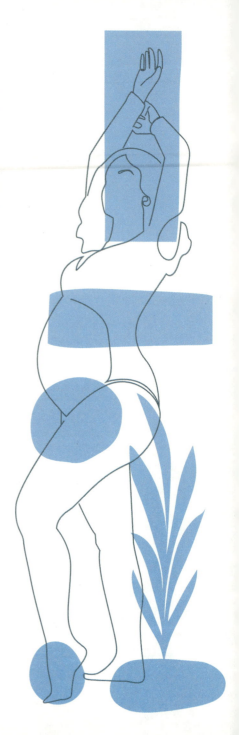

Gestante outra vez, agora na maturidade

Sou uma mulher de fé e orava a Deus, pedia que Ele me mostrasse um caminho!

Certo dia, fui a uma endocrinologista e a mesma falou a respeito do dr. Vamberto Maia Filho, que tinha sido seu colega de Residência Médica. Ela me passou o contato e comecei a seguir nas redes sociais. Impressionante perceber a quantidade de outras pessoas com problemas semelhantes. Perceber que eu não estava sozinha foi o que me faltava para manter meu sonho e minha torcida por uma nova chance de ser mãe depois dos 50 anos.

Conversei com meu esposo, mas ele tinha muito receio de que eu morresse, ficasse diabética ou adquirisse algum outro problema por conta da gestação tardia. Eu só falava para ele: "Se for da vontade de Deus, tudo vai dar certo!"

Então marcamos a primeira consulta, que foi on-line. Como morava em outra cidade, outro Estado, a possibilidade da consulta virtual nos ajudou. Ali, já percebemos uma atenção diferenciada, passando confiança e demonstrando segurança e que havia chances reais de engravidar.

Na consulta, ficou claro para nós que a maior preocupação não era o resultado. A técnica tinha grande chance de sucesso, mas eu precisava mostrar que estava apta a engravidar novamente com a minha idade. Isso era uma condição inegociável para o médico. Entendi e isso deixou meu marido mais confortável. Precisava ter a segurança que a gestação não iria me fazer mal.

Fizemos todos os exames pertinentes. Um check-up bem além do ginecológico: investigaram minha condição cardíaca, física e sobretudo emocional para encarar uma gestação na minha idade.

Capítulo 1

A cada passo que dávamos, conversava com Deus e pedia que Ele fosse nos dando sinais, que a sua mão estava sobre essa nova etapa das nossas vidas. Com os resultados dos exames, vimos que estávamos aptos a levar todo o processo adiante.

Houve momentos de temor? Sim! Quando pensava na possibilidade de engravidar, muitas coisas pairavam em minha mente: que iria engordar, chegariam os cabelos brancos, os questionamentos dos familiares e amigos, tinha medo até de ser confundida com a avó. Afinal, se tratava da gestação de uma mulher de 53 anos!

Além disso, estávamos enfrentando um momento atípico de pandemia em todo o planeta. Mas, mesmo assim, permaneci firme, pois a realização do meu sonho estava se aproximando.

Na primeira parte do processo, meu marido foi ao laboratório para atualizar os óvulos batidos e assim formar nossos embriões. O combinado seria que congelariam tudo e iríamos transferir mais à frente. Mas tinha uma condição: só faríamos uma vez, nada de tentar novamente.

Chegou o momento, consegui voltar a menstruar com as orientações de dr. Vamberto e, após me sentir novamente "funcional", foi feito um preparo do útero para receber nosso embrião. Era o nosso momento. Estivemos no Recife e assim foi realizada a primeira transferência embrionária, mas infelizmente não tivemos sucesso. Conforme o combinado: transferimos apenas um embrião e não faríamos de novo.

Foi difícil lidar com a perda, chorei muito, não queria lidar com a sensação de que não teria a filha ou filho que tanto esperava.

Gestante outra vez, agora na maturidade

Alguns dias depois, dr. Vamberto entrou em contato conosco e nos incentivou a tentarmos de novo. Como os embriões estavam congelados, ainda tínhamos dois à disposição. Foi super importante estarem congelados, pois no momento certo pudemos repensar em tudo. Fez muita diferença.

A ideia era, desta vez, transferir dois embriões, o que nos daria mais chances. Não eram os melhores, já que o melhor eu tinha transferido. Passei a elevar meus olhos ao céu, a voltar a acreditar na possibilidade, e caminhamos rumo à conquista do nosso sonho.

Após dois meses, voltamos para o Recife e foi realizada a nova transferência de dois embriões! Naquele dia, senti algo nostálgico, estava confiante de que a tecnologia médica estava a nosso favor. Talvez um pouco mais confiante e segura.

Passaram-se 12 dias até que eu realizasse o Beta hCG qualitativo e quantitativo. Eis o resultado: positivo! A alegria era imensa, minhas orações tinham sido ouvidas.

Comparando as duas gestações, percebi que a idade, às vezes, pode nos colocar em desvantagem, mas nos dá algo que não consigo descrever de forma fidedigna. Dessa vez havia sido uma verdadeira conquista, mais do que um presente.

Com dois meses, realizei o exame de sexagem fetal e, para nossa surpresa, era uma menina! O nosso sonho estava completo. Realizamos tudo o que tínhamos direito: chá revelação, ensaio fotográfico de gestante... Vivenciamos toda a magia e o encanto de estarmos grávidos.

A gestação foi tranquila e agradeço aos grandes profissionais, verdadeiros anjos, que cuidaram de mim! Hoje,

Capítulo 1

dedico minha maior parte do tempo à minha filha, me sinto agraciada por ser mãe novamente, poder curtir o sorriso dela e abraçá-la.

Acredito que a maturidade nos faz refletir e nos impulsiona a agir de forma diferente. Aprendemos a valorizar cada momento da vida, de maneira ímpar, e com toda a intensidade possível. Pois o tempo, sabemos bem, não volta atrás.

OVORECEPÇÃO

Ovorecepção é a alternativa de tratamento para infertilidade quando, por razões diversas (baixa reserva ovariana, cirurgias ginecológicas, menor qualidade ovular ou múltiplas falhas de FIV), não se consegue obter uma gestação. Assim, recebe-se óvulos de uma candidata apta, com taxas de sucesso elevadas. A idade da mulher acaba sendo a principal indicação.

CAPÍTULO 2
Fazendo história na jurisprudência brasileira

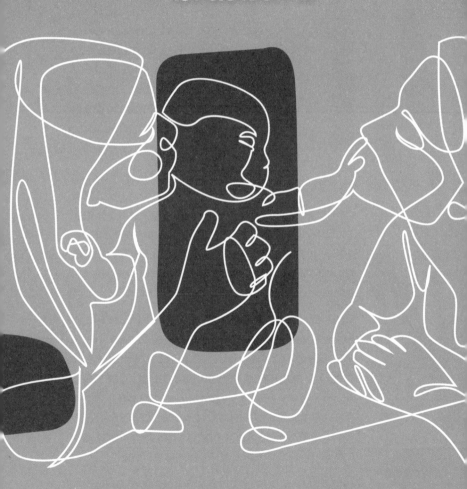

Adriana Tito

Iniciei minha longa jornada de cirurgias ginecológicas muito cedo, aos 18 anos. A primeira delas, lembro bem: eu tinha um cisto no ovário que se rompeu e precisei fazer uma cirurgia em caráter de emergência. Um "cisto roto", como costumam dizer os médicos.

Passado o efeito da anestesia, fui informada de que, infelizmente, havia perdido o meu ovário direito por conta da gravidade das lesões. E como se não bastasse a pancada daquela notícia, de perder um ovário com tão pouca idade, descobri a endometriose.

Um ano depois da minha primeira cirurgia, lá estava eu novamente sendo operada. Dessa vez, por conta da endometriose intestinal - que, como o próprio nome sugere, migra das paredes do útero para o intestino. A recuperação foi mais longa, e com isso tive que iniciar um tratamento mais enérgico para tratar a doença, que a esse ponto já era considerada severa.

Mesmo fazendo acompanhamento a cada três meses no ginecologista, sentia fortes dores, vivia à base de remédios e acabei descobrindo que também sofria de adenomiose, que é o crescimento do tecido do endométrio fora do útero.

Os médicos já haviam me alertado quanto à dificuldade que eu teria para engravidar. Eu era tida como uma paciente difícil, mas não cheguei a dar tanta importância, pois sempre pensei que engravidaria quando eu quisesse, principalmente porque ainda era jovem.

Mas não foi bem assim. A adenomiose e a endometriose continuavam avançando e complicando meu quadro de saúde. Depois de mais uma cirurgia, a terceira, percebi que as chances de ser mãe estavam diminuindo. Foi quando o meu gineco me aconselhou a procurar um es-

> "Na primeira audiência, saímos de lá derrotadas. Ouvimos que 'não éramos uma família' e que tínhamos que nos conformar em ter apenas meu nome na certidão de nascimento das crianças."

Capítulo 2

pecialista em reprodução assistida, se quisesse engravidar. Ele me avisou que, por conta da adenomiose, eu tinha alto risco de perder meu útero.

Depois daquela conversa, procurei um médico para ver quais eram as minhas chances reais de ter um filho. Existia ainda outro porém, já que eu vivia em um relacionamento homoafetivo e não queria "um pai" para o meu bebê, seríamos duas mães.

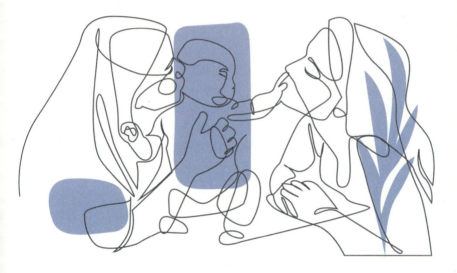

Em meio à busca por várias clínicas, encontrei dr. Fernando Prado Ferreira e dr. Vamberto. Com eles, me senti segura e acolhida – e principalmente respeitada por conta do meu relacionamento.

A partir dali, começava a nossa jornada para a concretização de um sonho. Fizemos vários exames, tanto eu quanto minha companheira na época, a Munira. Mas logo tivemos uma má notícia: eu não teria chances de engravidar com meus óvulos e estava com um novo cisto no ovário esquerdo.

Por conta dos vários problemas ginecológicos, veio a sugestão para que a Munira pudesse me doar os óvulos dela,

Fazendo história na jurisprudência brasileira

já que minhas chances de ser mãe só seriam concretizadas através da ovodoação.

Mas toda mulher que tem o desejo de ser mãe e descobre que precisa de uma doação de óvulos fica, inicialmente, em choque. Não nego que minha cabeça ficou a milhão; estava me sentindo frustrada em não ter filhos com meus óvulos, embora meu sonho fosse maior do que qualquer obstáculo.

Conversamos muito a respeito e decidimos tentar. Partimos para o tratamento com toda fé e confiança depositada nos médicos.

Munira seria a doadora, e eu, Adriana, a mãe receptora dos embriões. Estávamos sendo orientadas por profissionais perfeitos e, mesmo com as doenças que me assombram, estava apta a receber os embriões e a Munira estava super-pronta para doar os óvulos.

Escolhemos o doador através do banco de sêmen. Logo depois, a Munira começou a tomar as injeções periódicas na barriga com os hormônios que ajudam na maturação dos óvulos. Quanto a mim, me preparava com a ingestão das vitaminas necessárias para receber os embriões.

Esse processo foi principalmente mais difícil para Munira, que tinha que aplicar as injeções na barriga. Para mim também não foi fácil - eu precisava ser paciente e lidar com as oscilações de humor dela, que eram naturais naquela fase do tratamento. Apesar das dificuldades, estávamos confiantes de que tudo daria certo e que aquela seria apenas uma etapa do processo.

Feita a coleta de óvulos, quatro dias depois foi feita a fecundação com o sêmen do doador anônimo. Então chegou a minha vez, que era receber os embriões no meu útero. Decidimos implantar três, já que as minhas chances de engravidar eram mais reduzidas.

Capítulo 2

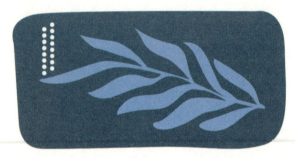

Nesse dia, da implantação dos embriões, lembro que chorei e orei muito, pedindo que meu desejo fosse atendido se essa fosse a vontade de Deus. Senti no meu coração que tudo daria certo e fomos para a clínica, nos sentindo em paz e confiantes.

Passados 12 dias, senti meu primeiro enjoo. Achei que fosse minha imaginação, mas dias depois veio um desmaio. Na hora, pensei: "Será que estou grávida?".

Como boa tentante, fiz meu primeiro teste de gravidez. A ansiedade era enorme, e ainda não tinha completado os 15 dias orientados pelo médico. Fiz o teste e deu negativo. Chorei horrores, liguei para ele para avisar que não tinha dado certo, mas aí veio o puxão de orelha. "Eu disse que era para fazer com 15 dias, Adriana, calma"...

Só restava aguardar o prazo correto. No 16º dia, fizemos o Beta hCG e recebi o sonhado positivo. Meu Beta estava nas alturas, então já agendei o primeiro ultrassom para saber se estava grávida de um bebê ou mais.

Oh, ansiedade! Lembro que tremia de nervoso. Chorei demais quando descobri que estava grávida de três!

Só que tive um sangramento, fui para o hospital e lá foi realizado ultrassom para saber como estavam nossos bebês. Foi então que descobrimos que só havia dois embriões, pois o terceiro estava localizado em cima do meu cisto esquerdo.

Fazendo história na jurisprudência brasileira

Choramos, fiquei muito triste, mas meus dois bebês estavam ali, sendo gerados.

Nossa gestação estava indo de vento em popa, as mamães felizes e cheias de planos para a descoberta do sexo. No quarto mês de gestação, agendamos o ultrassom e tivemos a melhor notícias de nossas vidas: seríamos mães de um casal!

Festa entre os familiares e amigos, início do enxoval, do quartinho dos bebês, escolha dos nomes, tantas coisas a serem providenciadas, e tudo feito com muito amor e carinho.

Além das preocupações normais para um casal, já que nós duas estávamos prestes a conquistar o status de mãe, tínhamos outras dúvidas. A maior delas era sobre o registro de nascimento dos nossos filhos. A gente já tinha escolhido os nomes, Eduardo e Ana Luiza. Mas e agora? Como ficaria a certidão de nascimento deles? Uma mãe ou duas? Eles teriam duas mães, a gente precisava deixar isso claro para o mundo.

Então partimos para uma nova busca: saber como ficaria a certidão dos nossos filhos. Foi então que descobrimos que só poderia ter o meu nome como mãe. Mas a Munira também seria mãe, ela deveria exercer seu direito sobre as crianças. Nossas cabeças ficaram a milhão.

Como seria no dia em que a Munira fosse levar as crianças no pediatra? Na escolinha? Ela era mãe, mas não tinha os poderes de mãe?

Fomos em busca de uma advogada que pudesse nos ajudar com o caso. Assistindo a uma reportagem na TV, vimos que uma desembargadora aposentada do Rio Grande do Sul, dra. Maria Berenice Dias, era especialista em causas judiciais envolvendo casais homoafetivos.

Capítulo 2

Tomei coragem e ligamos para o escritório. Depois de um breve relato para a secretária dela, dra. Maria nos atendeu e pediu para que explicássemos mais a respeito do nosso caso. Queria saber como foi feito o procedimento da Fertilização In Vitro, entender todos os detalhes. A essa altura, eu já estava com seis meses de gestação.

Explicamos tudo nos mínimos detalhes e ela nos ouviu atentamente. Com toda delicadeza, disse que nosso caso era único no Brasil - seríamos caso de jurisprudência para outras famílias no país, e de pronto já aceitou a nossa causa!

Partimos para uma batalha judicial, já que no Brasil não existia um caso parecido com o nosso, ou seja, dupla maternidade com ovodoação. Com todo o respaldo e a orientação da dra. Maria Berenice, seguimos para nossa "guerra judicial" - digo guerra porque literalmente foi difícil. Demoramos cerca de dois anos após o nascimento das crianças para conquistar o direito de nossos filhos terem a certidão de nascimento com o nome de duas mães.

As crianças saíram da maternidade somente com registro em meu nome, até que os magistrados julgassem nosso caso e decidissem nossas vidas.

Em uma das audiências, lembro que estava em estado puerperal e, na sala, havia cinco magistrados homens, devidamente togados. Ali sentados, olhando para nós e decidindo nossas vidas, o futuro dos nossos filhos.

Quanta humilhação! Termos que levar as crianças para provar que de fato existíamos e que éramos uma família, que os bebês precisavam ter o direito aos sobrenomes de nós duas, a ter o nome da Munira na certidão de nascimento também como mãe.

Nessa primeira audiência, saímos de lá derrotadas. Ouvimos que "não éramos uma família" e que tínhamos que nos

Fazendo história na jurisprudência brasileira

conformar em ter apenas meu nome na certidão de nascimento das crianças. E que a Munira, por ter doado os óvulos dela, não tinha o direito a reivindicar o título de mãe.

Foi difícil ouvir tamanha barbaridade, mas seguimos firmes e fortes no processo, e nossa advogada foi brilhante em nos representar e demonstrar aos juízes que "sim, éramos uma família" com direitos e deveres. Foi então que conseguimos a sonhada vitória e o direito de ter a dupla maternidade reconhecida judicialmente.

Nosso caso abriu procedência para que outras famílias homoafetivas pudessem ter o direito de registrar seus filhos com o nome das duas mães na certidão de nascimento. Tivemos o privilégio de conhecer muitos casais que também tinham o mesmo sonho e, com a nossa batalha e vitória judicial, outras famílias puderam entrar na justiça.

Sou eternamente grata a Deus, aos médicos dr. Vamberto e dr. Fernando Prado e à nossa advogada dra. Maria Berenice Dias. Sem esse time, nada disso seria possível.

Agradeço a Deus pela bênção alcançada e aos meus filhos pelo privilégio de ser a mãe deles. Em especial ao meu filho Eduardo, o Duduzinho, pela oportunidade de aprender com ele durante seus 8 anos de vida. Te amo! E à minha esposa Karina, por todos esses anos de cumplicidade.

R.O.P.A

ROPA ("Reception of Oocytes From Partner" - Recepção de Óvulos da Parceira) é o modelo de tratamento para infertilidade no qual um casal homoafetivo feminino opta pela fertilização dos óvulos de uma mulher e transferência dos embriões obtidos para a parceira, portanto, um bebê feito a "duas mães". Pode ser realizado por motivos médicos ou desejo do casal.

CAPÍTULO 3
Meu menino "arco-íris"

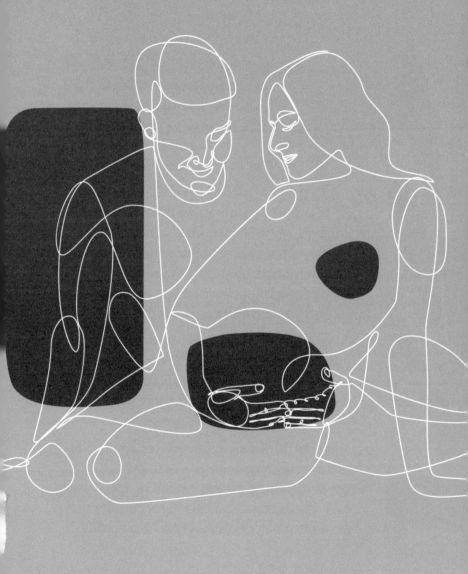

Eveline Tenório

Ter um filho sempre vai deixar nosso mundo mais colorido, mesmo com tantas mudanças e desafios. Talvez por isso Davi seja o meu arco-íris. Mas até isso acontecer, foi um longo percurso.

Eu e Beto nos casamos em 2006. A gente já pensava em ter filhos, mas só depois de uns quatro, cinco anos. Quando sentíssemos que era o momento, eu pararia o anticoncepcional e ficaria tudo certo. Eu não sabia que, ali, começaria nossa luta.

Em 2010, depois de quatro meses sem usar remédios, engravidamos de Marina. Foi uma gestação natural, saudável e tranquila até a 30ª semana. Fiz todos os exames durante o pré-natal, e eles não mostravam qualquer alteração.

Mas com 30 semanas, senti fortes dores, e durante uma ultrassonografia descobri que havia um aumento de líquido amniótico (polidramnia). Depois, vimos que ela já estava com derrame pleural e pericárdico. Não víamos nada de

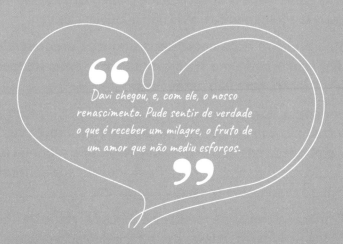

> *Davi chegou, e, com ele, o nosso renascimento. Pude sentir de verdade o que é receber um milagre, o fruto de um amor que não mediu esforços.*

anormal que justificasse aquele quadro. Na ocasião, não conseguimos realizar nenhum procedimento que mudasse a história, e a gravidez seguiu seu curso.

Foi no dia 30 de junho de 2011 que conhecemos pela primeira vez o maior amor do mundo. Ouvir aquele choro de neném foi arrebatador. Mas, junto com ele, conhecemos a maior dor que os pais podem sentir, que é entregar um filho de volta para o céu. Marina veio pronta para o céu. Durante a autópsia, foi diagnosticado que a nossa bebê tinha hidrocefalia.

Ficamos devastados. Mas no meu coração, nunca duvidei de que seria mãe. Deus havia me prometido essa

Capítulo 3

dádiva. Não havia motivos para pensar o contrário. Havia engravidado rápido e naturalmente, acreditava que o processo aconteceria novamente comigo.

Depois que perdi minha filha, passei dois anos sem qualquer contraceptivo, mas não consegui engravidar. Antes de 2013 acabar, resolvi entrar para o universo das tentantes. Em dezembro daquele ano, começaria uma caminhada árdua, cheia de tropeços, palavras negativas e julgamentos. Mas não me deixei abalar.

Meu primeiro tratamento seria um coito programado, mas como tive uma hiperestimulação, optamos pela fertilização, para não perder os óvulos.

Por conta dos custos, a minha primeira Fertilização *In Vitro* foi como doadora de óvulos. Tive bastante óvulos e embriões, mas não engravidei. Na minha segunda indução, senti muitas dores e fui diagnosticada com torção de ovário. Não consegui engravidar.

Comecei a trocar de médicos e a buscar respostas em todos os lugares. Passei por uma videolaparoscopia e daí fiz mais uma FIV. Na quinta transferência, recebi meu positivo tão esperado. Outra menina, nossa Mariana. Era surreal estar vivendo aquele momento depois de tantas lutas. Mas durante a primeira morfológica, com 13 semanas e quatro dias, escutei o que jamais esperaria: "O bebê está sem batimentos"...

Mais uma vez, vivi um momento de intensa dor física e psicológica. Mas o mesmo Deus que me fazia ter certeza sobre a maternidade, me amparou. Recebi a ajuda através de pessoas que me seguraram e me deram forças.

Foram cinco coletas de óvulos ao todo, em procedimentos no Recife e em São Paulo. Quinze blastocistos e

Meu menino "arco-íris"

sete transferências de embriões. Nas quatro primeiras tentativas, tivemos apenas respostas negativas. Não sabíamos o motivo, mas não poderia desistir do sonho de gerar um filho.

Comecei a pedir a Ele que encontrasse um médico que olhasse nos meus olhos e sonhasse comigo. Foi então que conheci o dr. Vamberto, indicado por amigos de infância. O mais engraçado foi que tudo começou durante um jogo do Sport, em um consulado em São Paulo. Eles falaram de mim e descobri que ele sempre estava entre as duas cidades, atendendo seus pacientes.

Consulta agendada, minhas expectativas eram altas. Desde a primeira consulta, senti que se cumpriu o que eu pedia, que finalmente eu havia encontrado alguém diferente para seguir e tudo fluiu.

O combinado era mudar o laboratório. Tentar obter algo que não estava ao meu alcance no Recife. Topamos. Mesmo com medo de viajar de avião, fui para São Paulo. Saímos do sertão pernambucano, enfrentamos diversas horas de carro até o Recife e mais três horas de voo para alcançar nosso sonho. E Beto resolveu embarcar comigo.

No primeiro tratamento, tivemos dez óvulos e dois blastos que foram biopsiados e analisados, mas só um era viável. Era outra menina. Depois de dois ciclos, fizemos a transferência de embrião, mas o resultado foi negativo.

Me lembro bem daquele dia, me senti acolhida e tinha esperanças. Dr. Vamberto, com a camisa do Sport, e eu com meus sonhos vivos. Mas ainda não era o momento. Apesar de toda a força de vontade e desejo para que desse certo, confesso que foi difícil. Mas não queria desistir, estava decidida a me tornar mãe.

Capítulo 3

Em outubro de 2020, voltamos para fazer nossa segunda coleta em São Paulo. A ultra mostrava que havia muitos óvulos, mas foi a coleta mais fraca aos olhos humanos: de três óvulos maduros, só dois fertilizaram. Que barra para mim: de uma doadora de óvulos, estava à beira da menopausa.

Lembro bem do olhar do meu médico, do choro, e de Beto me dizendo que a gente só precisava de um. "Qualidade", esse era meu mantra. Foram dias de muita ansiedade e de orações. Seis dias depois, recebi a ligação do doutor emocionado, dizendo que a gente tinha conseguido um blastocisto para biopsiar e analisar. Sonhos renovados.

Passaram-se alguns dias até sair o resultado da biópsia. Realmente, o tempo parece que não anda para quem tem pressa. Mas o dia chegou e o destino colocou nas mãos (no celular, para falar a verdade) do meu primo

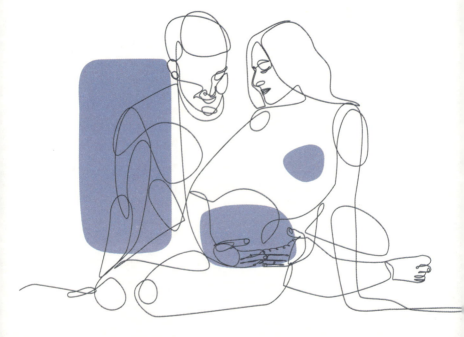

Meu menino "arco-íris"

Bosquinho (diretor do laboratório de genética) o encargo de me ligar e falar: "Bicha sortuda, ganhasse na mega! Teu embrião é saudável, e é um menino!"

Eu não parava de chorar e agradecer. Fiz uma surpresa pra Beto, que sempre sonhou com um menino. Senti algo diferente naquele dia. Parece que fazia sentido um menino ser o escolhido para essa transferência. Achei que esse era o sinal que esperava. Deus estava me dando pistas do que viria.

Em janeiro de 2021, iniciei as medicações. No dia 23 daquele mês, recebi meu embrião. Cheguei por volta das 9h30 no consultório, fui recebida por uma enfermeira, que me deu água, pediu que eu me trocasse e que aguardasse a embriologista vir falar comigo.

Foi um momento surreal. Sozinha, ouvindo um louvor, de olhos fechados, mantinha meu terço nas mãos. Aquele era o nosso momento, meu e do meu filho. Ali, entendi que Davi havia me escolhido para ser sua mãe.

Dr. Vamberto chegou uma hora depois, entrou com o terço que eu havia lhe dado no pescoço. Um presente que dei por compartilharmos a mesma crença e religião. Aquele gesto foi algo que fez muito sentido para mim, foi um momento simbólico, tranquilo e especial.

Ao som de "Anunciação" (música de Alceu Valença), meu embrião veio embalado ao meu útero. "Tu vens... Tu vens, eu já escuto os teus sinais...". Quando o procedimento terminou, ele fez questão de conversar comigo. Foi uma conversa emocionante, as lágrimas não paravam de cair. Ele me confessou que lembrou de Marina na hora em que eu recebia Davi. Como posso duvidar dos propósitos de Deus?

Capítulo 3

No oitavo dia, um domingo, apesar de saber que era cedo, fiz o teste. O resultado era negativo. Comecei a chorar muito, não havia me dado conta pela ansiedade que o tempo havia sido curto. Mais alguns minutos, consegui ver a esperada segunda linha, eu não sabia o que fazer. Tava leve e fraquinha... Mas estava lá! No dia seguinte, fomos colher o exame, e meu positivo estava lá. Confirmado o meu destino o que tanto aguardava. Fui fazendo novos exames para confirmar o resultado positivo e sua evolução. E a cada um deles o resultado foi dobrando, dobrando e dobrando...

Já tinha sofrido muito e achei melhor aguardar. Fiquei caladinha, até ouvir o coração do meu menino. Depois da ansiedade do Beta hCG dobrar, dobrar e dobrar, o próximo passo é ouvir o coração. Até fazer o ultrassom, lidei com toda a expectativa.

Foram dias de muita oração, de muita confiança, mas também de muita ansiedade. Vivi durante anos com as dificuldades, ouvindo tantos "nãos" que, às vezes, a gente já se prepara para ouvir o que não quer. Não se trata de falta de fé, de perseverança ou de acreditar... É só uma autodefesa, que a gente cria para se autoproteger.

Fomos para Arcoverde (PE), a minha cidade. Eu ia fazer meu primeiro ultrassom e estava com as mãos geladas, suadas, coração quase saindo pela boca. Beto super tranquilo, na certeza de que já tinha dado tudo certo.

Fui fazer o exame na hora do almoço, quando costumo assistir à minha live das orações. Ainda faltava uma hora para ser chamada, então fui para o carro para acompanhar. Assistia com o terço na mão, quando escutei ser chamada: "Eveline Tenório". Era a minha vez, uma hora antes.

Meu menino "arco-íris"

Entramos naquela sala tão conhecida por mim, de anos de tanta luta, desde a gravidez de Marina. O médico chegou tão carinhoso, com o semblante de tão realizado por ter me acompanhado. Ele vinha acompanhando meus tratamentos e torcendo junto.

Botou o aparelho por cima, minhas pernas tremiam, quando ele disse: "Já temos saco gestacional, vesícula vitelínica, embrião e um coração pulsando..." As lágrimas caíam, Beto olhava firme para a tela, esperando ouvir o coração do bebê... Eu só agradecia e chorava, chorava fora de controle.

Quando o médico fez a transvaginal e disse que estava tudo bem, colocou o coraçãozinho para ouvirmos. Se você ainda não conhece o barulho de um coração do embrião batendo, saiba que é o mais lindo do mundo. Ele é acelerado e rítmico, forte e rápido, é um presente da vida. Ali, senti o amor de Deus por nós! Vi que todas as lutas tinham valido a pena.

A gravidez de Davi seguiu saudável, contei às pessoas que amo, e recebi muito amor em troca, podia ver nos olhos de cada um. E, como prometido, voltamos "grávidos" a Aparecida (SP). Ainda prometi levar Davi! A fé pode ser encarada de várias formas, e, para mim, é uma força que me move e alimenta.

Os meses se passaram e já era hora de Davi nascer. No momento de conhecer o amor das nossas vidas, foi tudo preparado com muito carinho. Eu estava tranquila, Beto nem tanto, entrei naquela sala, a equipe com uma energia linda, dr. Vamberto, que prometeu segurar minhas mãos, estava lá. Difícil acreditar que um médico pudesse sair de São Paulo para acompanhar um parto, mas ele prometeu e cumpriu sua promessa.

Capítulo 3

Foi tudo perfeito. Quando ouvi a médica dizer que Davi estava chegando, ao fundo tocava "A Bênção". E que bênção eu estava recebendo... Era o sim de Deus, a maior prova de amor.

Davi chegou, e, com ele, o nosso renascimento. Pude sentir de verdade o que é receber um milagre, o fruto de um amor que não mediu esforços. Deus preparou tudo no tempo certo.

Davi cresce perfeito e saudável, e acordar todo dia com seu sorriso mostra que tudo valeu a pena. A gente faria o dobro de todos os esforços que fizemos. Comemoramos cada minuto da vida dele, o nosso menino arco-íris.

Bebê arco-íris

Uma gestante que perde um filho ao nascimento ou próximo é doloroso pela imaterialidade da vida ainda nem conhecida. Em Gênesis 9:16, Deus afirma que o arco-íris serve como uma aliança entre Ele e os homens, indicando que Deus o livraria de novas dores. O alento viria. Nominou-se, então, de "bebê arco-íris" aquele filho nascido após uma ou mais perdas gestacionais.

CAPÍTULO 4
Um ventre, duas mães

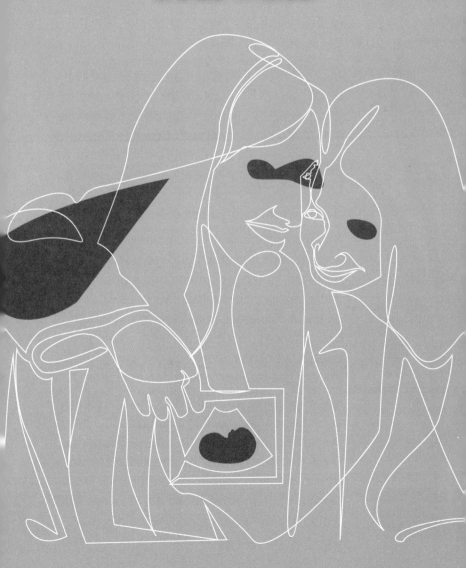

Lara Vollmer

Gisela e eu estamos juntas há mais de 20 anos e construímos uma linda história de muitas conquistas. Desde o início, falávamos em ter filhos, e após sete anos juntas, começamos uma busca efetiva para realização desse desejo.

Na época, casamento homoafetivo e dupla maternidade não eram ainda regulamentados no Brasil. Como seríamos duas mães, a ideia inicial era usar o óvulo de uma na "barriga" da outra. Sabíamos que dessa forma teríamos mais chances de registrar o bebê no nome das duas, pois conhecíamos alguns casos semelhantes que haviam conseguido essa proeza.

Nossa primeira consulta foi com um médico reconhecido que nos haviam indicado. Fomos procurá-lo, mas a experiência foi desastrosa. O tal "capa de revista" foi frio e não demonstrou qualquer interesse na nossa causa. Eu estava com 39 anos na época e a ideia era usar o meu óvulo – eu era a mais velha das duas –, e ele não teve qualquer tato para me apressar:

"Corre, que seu 'tempo está acabando'". Saímos da consulta abatidas, com uma sensação ruim de não termos sido tratadas como os demais casais daquela suntuosa sala de espera.

"Gi, temos que dar um tempo."

Eu de fato precisei de um tempo pra digerir aquela trágica experiência. Senti o preconceito em vários níveis, devo admitir. E senti também a questão da idade pela primeira vez na vida, resultado de uma total falta de sensibilidade.

Passado algum tempo e recuperados ânimo e coragem, retomamos o plano da gravidez, agora com a indicação

> Na época, casamento homoafetivo e dupla maternidade não eram ainda regulamentados no Brasil. Como seríamos duas mães, a ideia inicial era usar o óvulo de uma na 'barriga' da outra.

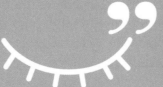

Capítulo 4

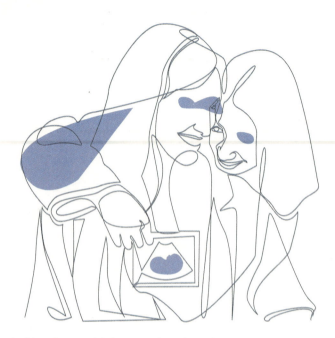

do dr. Vamberto Maia e o dr. Eduardo Mota. A experiência foi completamente diferente: nos sentimos acolhidas e respeitadas como todos os demais casais em busca de ajuda. Ambos os médicos foram amáveis e receptivos, e a equipe toda foi incrivelmente calorosa. Contudo, mais uma vez tivemos que postergar nossos planos, pois a Gisela seria então transferida para os Estados Unidos, onde depois moraríamos por quase três anos.

Voltamos ao Brasil determinadas a retomar o tratamento de onde havíamos parado. A Fertilização seria In Vitro (FIV) e nossa primeira tentativa foi utilizando o banco de sêmen do Brasil, que era muito restrito por uma série de questões legais do país. Lembro que nos deram duas folhas com algumas informações sobre os doadores disponíveis – era apenas uma linha de informação sobre cada doador, o que nos causou certa apreensão. Acabamos escolhendo o doador mais compatível com nossos traços físicos e investimos em

Um ventre, duas mães

importantes exames prévios à transferência dos embriões ao útero da Gisela, mas apenas um embrião se apresentou saudável - que, infelizmente, acabou não vingando.

Passada a ressaca do "mar de expectativas", decidimos ir pro tudo ou nada: seria o óvulo da Gisela no útero dela. Não cogitávamos meu envolvimento direto na gestação, pois sempre tive problemas sérios de coluna e, no fim das contas, entendemos que nada mais faria qualquer diferença para nós. Fomos então aconselhadas a importar o sêmen de um banco americano, que oferecia mais diversidade e qualidade para a técnica, que seria agora a inseminação artificial. O novo processo de escolha do doador foi uma história à parte, e ficamos dias escolhendo entre as centenas de possibilidades com direito a fotos (dos doadores com até três anos de idade), entrevistas e depoimentos. Em determinado momento, nos saltou aos olhos a foto de um doador que se parecia demais comigo na mesma idade, o que não nos deixou mais qualquer dúvida.

Depois de duas tentativas de inseminação direta, partimos novamente para a Fertilização In Vitro (FIV), quando enfim a Lorena veio dar o ar de sua graça: foi um enorme alvoroço nas famílias e entre os amigos. Estávamos, enfim, grávidas!

Com oito meses de gravidez e já prevendo as tempestades que viriam, iniciamos o processo de dupla maternidade com uma diligente advogada, que abraçou nossa causa com muita garra e otimismo.

A Lorena nasceu em uma linda madrugada de abril e, como previsto, não conseguimos garantir a dupla maternidade no cartório local – eu não tinha participação biológica nenhuma, o que me obrigou a carregar por anos uma procuração da Gisela para qualquer eventualidade. Como meu trabalho me permitia maior flexibilidade, era

Capítulo 4

eu quem levava a Lorena ao médico, em exames e tudo o mais, e eu sempre precisava da autorização e uma justificativa verbal quase sempre complicada. Essa situação me causava uma mistura de tristeza e revolta.

O processo corria solto, e não bastasse a enorme quantidade de documentos e depoimentos de familiares e amigos, tivemos que lidar com muitas frustrações e alguns êxitos. Quando o casamento homoafetivo foi autorizado no Brasil, a Lorena já era nascida e nós não perdemos tempo, na esperança de que isso também pudesse ajudar no processo. Mas a grande vitória veio quando Lorena já tinha três anos e meio: a nossa tão esperada dupla maternidade (sem participação biológica de uma das mães) abriu precedente para muitos outros casais na mesma situação que a nossa, o que é motivo de grande orgulho para nós. Temos uma foto da Lorena nesta idade segurando o novo registro de nascimento, agora com os dois sobrenomes.

Hoje moramos na Alemanha, a Lorena está com 11 anos e é uma menina linda, inteligente, cheia de vida, saudável e muito feliz. Ter passado por todo esse processo com profissionais empáticos e dedicados fez uma diferença enorme e compõe esta parte imprescindível de nossa linda história. Nossa família existe hoje, e não há palavras que expressem nossa gratidão a todos os envolvidos.

Banco de Sêmen

Nos casos onde o parceiro masculino não tem espermatozoides (ou de qualidade ruim) ou entre casais homoafetivos femininos, recorre-se a espermatozoides de um banco. O processo de escolha envolve diretamente os interessados e essas amostras são enviadas aos laboratórios responsáveis pelo tratamento (Inseminação Intrauterina ou Fertilização *In Vitro*).

CAPÍTULO 5
Um sonho possível com banco de sêmen e ovodoação

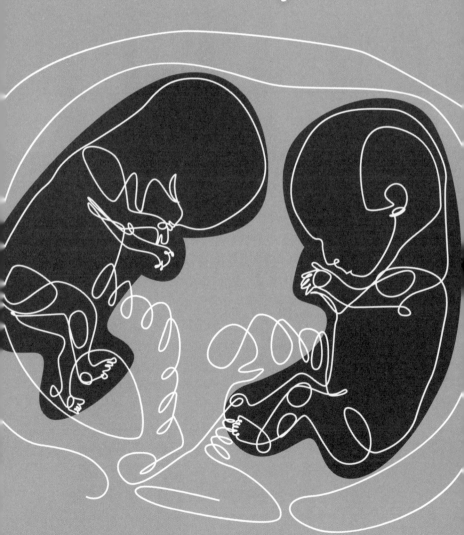

Lúcia*

Sempre quis ser mãe. Mesmo priorizando, em alguns momentos, estudar e ter a minha profissão, minha vida sempre girou ao redor desse sonho. Até a minha casa foi comprada pensando no momento em que eu teria um filho.

Nesse meio tempo, em 2019, conheci o amor da minha vida. Nos casamos. Comecei a sentir que estava pronta para realizar o meu sonho com uma pessoa que eu amo e construir uma família linda.

Passei a me cobrar ainda mais pra realizar esse objetivo - tinha medo de ficar velha e não conseguir engravidar; na época, eu estava com 37 anos. Fiquei mais ou menos um ano tentando, consultando vários ginecologistas. Uma médica, especificamente, quase acabou com o meu sonho: saí do consultório chorando, pensando que nunca iria ser mãe.

Mas não desisti. Comecei a fazer vários exames por conta própria, até que encontrei um espe-

"A pedido da paciente, seu nome real foi substituído para preservar a sua identidade."

cialista que solicitou exames complementares para mim e para o meu marido.

Com o resultado, descobri que minha taxa ovariana estava muito baixa. Além disso, o sêmen do meu marido não tinha espermatozoides suficientes. Meu marido está num processo muito duro por conta de uma grave doença hepática que o colocou em uma situação de transplante.

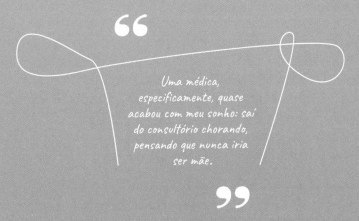

> Uma médica, especificamente, quase acabou com meu sonho: saí do consultório chorando, pensando que nunca iria ser mãe.

Provavelmente, as medicações podem ter comprometido os espermatozoides.

Ali, meu mundo veio abaixo. Além de toda preocupação que tinha com nossa saúde, ainda tinha que lidar com as questões reprodutivas que também atrapalhavam. Coisas que a gente não espera mesmo. Foi quando o médico que

Capítulo 5

nos atendia me indicou um colega especializado em infertilidade conjugal.

A consulta foi muito esperada e estávamos ali, querendo alternativas para ajudar em nosso caminhar, mas a situação não parecia ser muito boa. E para completar, também soube que entraria mais cedo na menopausa. Só conseguia pensar: "Por que meu Deus, qual o porquê dessa situação acontecer logo comigo?"

Problemas colocados à mesa, tínhamos pouco tempo e opções, então fomos à luta. Resolvemos tentar fazer a fertilização. Por coincidência, no dia da consulta eu estava menstruada. Naquele dia, descobri que os tratamentos para infertilidade começam na menstruação, e foi naquele momento que iniciamos todo o processo de ultrassons, injeções e exames. Um roteiro que estava aprendendo em "tempo real".

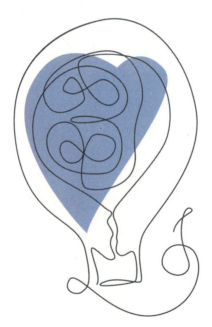

Um sonho possível com banco de sêmen e ovodoação

Só de lembrar do longo processo que enfrentei, fazendo as aplicações na barriga, meus olhos enchem de lágrimas. Um sacrifício que só fiz para gerar um filho dentro de mim, ser uma mãe.

Mas também havia outros problemas, pois meu marido não tinha mais produção de espermatozoides suficientes para a fertilização. E, por isso, fomos orientados a procurar um banco de sêmen. Em um primeiro momento, foi muito difícil para ele aceitar essa situação. Nosso casamento ficou muito abalado, afinal, ele é o amor da minha vida e ser mãe era meu grande sonho. O que nós faríamos?

No mesmo período em que eu estava fazendo as aplicações, fui realizar a colheita dos óvulos. Descobri que tinha apenas seis folículos, só um óvulo estava maduro! Isso era extremamente insuficiente para o procedimento. Agora, não só meu marido precisava de um banco de sêmen, como eu, também, de um banco de óvulos.

Enquanto meu mundo ruía e eu me sentia a pior mulher do mundo, veio a pandemia e, com ela, uma recessão econômica. Tudo contribuindo para "facilitar" minhas decisões. Ficamos um ano amadurecendo a ideia. Foi então que resolvi conversar com meu marido de uma vez por todas: "Chega, vamos fazer!".

Decisão tomada, agora era tempo de planejar. Os tratamentos relacionados à infertilidade não são baratos e também estão fora da cobertura de planos de saúde. Em nosso planejamento financeiro, tivemos que tomar decisões difíceis, mas estávamos confiantes. Precisei vender minha casa para ajudar a realizar esse sonho - afinal, nosso sonho não tinha preço.

O primeiro tratamento foi muito duro e agimos de forma intempestiva. Acelerados demais. O nosso planejamento

Capítulo 5

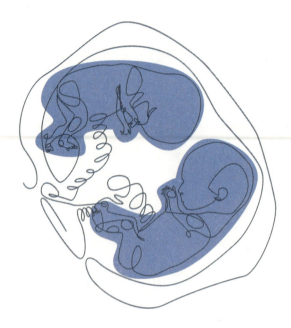

passou por uma melhor pesquisa dos profissionais que atuam na área. Por indicação de um amigo, conheci o dr. Vamberto Maia. Relatei toda a minha história e ele me deu esperança novamente.

A partir do planejamento financeiro afinado com o tratamento, esclarecemos todas as dúvidas e pudemos tomar as decisões de forma prática. A escolha do sêmen e dos óvulos foi realizada com bastante cuidado e atenção. Foram muitas conversas para que nossa decisão estivesse segura.

Comecei o tratamento para me tornar mãe e, desde o início, tinha certeza de que iria conseguir. O caminho foi mais tranquilo, já que não precisava das injeções e toda a parte do estímulo estava com a doadora. O sêmen chegou no tempo combinado e tudo fluiu bem. O útero estava pronto e os embriões já haviam sido fertilizados pre-

Um sonho possível com banco de sêmen e ovodoação

viamente (estavam congelados nos esperando). Iniciei a progesterona e fomos para a transferência dos embriões bastante otimistas.

A decisão foi por transferir dois embriões sem biópsia embrionária. A biópsia embrionária não entrou em pauta para nosso tratamento porque, em nossas conversas, ficou claro que as chances de algum problema com o embrião eram pequenas, e assim seguimos. Em nossa tabela, seria importante essa folga nos custos.

A transferência foi tranquila e tudo seguia bem. Os exames hormonais apontavam que as doses das medicações estavam adequadas. Tudo perfeito e nossos maiores desejos se realizaram. Tanto que eu e meu marido fomos abençoados, no apagar das luzes de 2022, com a notícia do sucesso de nosso tratamento. E para completar nossa história, nossa gestação não foi de um, mas de gêmeos. Após tanta luta e sofrimento, descobrimos que seremos pais de duas meninas!

Biópsia Embrionária

Após a FIV, os embriões obtidos e aptos são submetidos à extração de algumas células (biópsia), que são enviadas para análise do número de cromossomos presentes. Indica-se a biópsia em casos de idade materna avançada; cariótipo alterado do casal; abortos de repetição; doença genética familiar conhecida ou filhos anteriores com cromossomopatias.

CAPÍTULO 6
Um aniversário para sempre na memória

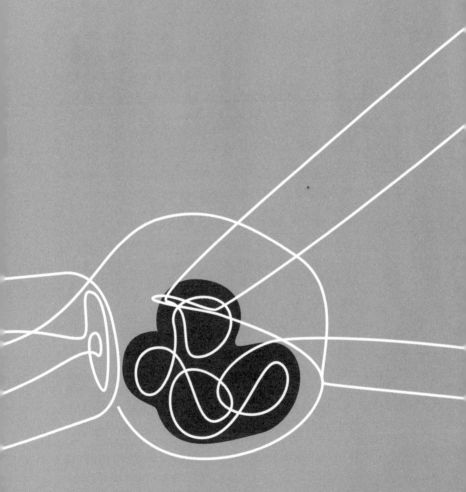

Priscilla Argentina

Meu dia a dia antes de ser mãe parecia com as corridas que eu fazia nos finais de semana: trabalhava das 8h às 18h num banco, ia pra academia à noite, fazia curso de culinária... Uma rotina intensa, mas que mudaria totalmente com a gravidez do Gustavo.

Me tornei mãe aos 40. Foi um sonho realizado depois de muitas tentativas e uma espera que durou quase quatro anos até a chegada do nosso filho. Mas um sonho que foi construído do jeito que imaginei.

Já tinha feito diversas tentativas para engravidar, todas sem sucesso. Quando eu e o Ricardo resolvemos procurar ajuda médica novamente, a gente não sabia por onde começar. Buscaríamos a quem? Até que uma amiga, que tinha feito Fertilização *In Vitro*, nos indicou o Dr. Vamberto.

Foi uma longa e difícil caminhada com muitas dificuldades e obstáculos inerentes ao próprio processo: lembro das inúmeras vezes que

> **❝**
> *Cada um de nós tinha um carro.*
> *Peguei a chave do meu, dei na mão do*
> *Ricardo e disse: 'Toma, é seu. Faz o*
> *que você quiser, não vamos parar de*
> *tentar, é minha última chance!*
> **❞**

saí do consultório aos prantos, sem chão, porque não conseguia ver uma luz no fim do túnel. Eu tinha endometriose, meu exame de reserva ovariana era extremamente baixo e ainda tinha um pequeno tumor na hipófise. O espermograma do meu marido também apontava alterações severas. Eram muitos os problemas e pensava que jamais poderia ser mãe por conta disso, mas meu marido nunca me deixou desistir.

Quem decide fazer uma fertilização, sabe que as dificuldades são muitas. Para a mulher, a pressão psicológica atrapalha demais, pois enfrentamos um longo e difícil período de exames e tentativas. É uma busca constante por equilíbrio emocional, rede de apoio e planejamento financeiro.

Capítulo 6

Na primeira etapa do meu tratamento, descobrimos que eu tinha baixa reserva ovariana. Para conseguir mais óvulos, usei indutores da ovulação, mas só consegui colher dois óvulos e apenas um fertilizou. Congelamos nosso embrião, já que o outro não vingou. O que faríamos com apenas um? Seria muito arriscado implantar, pois o insucesso era quase certo. Foi então que o Dr. Vamberto nos aconselhou a pensarmos juntos e tomarmos uma decisão em família.

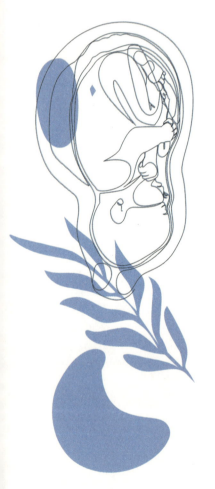

Naquela época, cada um de nós tinha um carro. Peguei a chave do meu, dei na mão do Ricardo e disse: "Toma, é seu. Faz o que você quiser. Não vamos parar de tentar, é minha última chance. Se não formos até o fim, nunca mais eu vou poder ser mãe". Ele pegou a chave do carro, demorou um tempo, mas nós vendemos. A gente tinha decidido recomeçar.

Já faz algum tempo desde que fizemos nossa FIV, mas quem conhece sabe o alto custo envolvido. A partir do momento em que o casal está disposto a enfrentar o processo, é preciso estar preparado psicologicamente e financeiramente. Porque talvez a gente precise de um, dois, três tipos de tratamentos diferentes.

Um aniversário para sempre na memória

Fizemos tudo novamente e conseguimos mais dois óvulos. Ufa, vamos implantar três! Estávamos confiantes de que seriam três, mas novamente um deles não vingou. Implantamos dois.

Passado o período de espera para o processo dar resultado, tudo certo! Nós tínhamos conseguido realizar o nosso sonho, eu finalmente estava grávida!

Depois de tantos diagnósticos juntos e pouco animadores, agora estava com o meu positivo em mãos. Lembro da alegria de Dr. Vamberto com o nosso resultado. Segundo ele, "um milagrezinho!"

Quando engravidei, eu tinha vontade de fazer o enxoval do bebê nos Estados Unidos. Com quase oito meses de gestação, fui pra Miami, com o Gustavinho na barriga, e pude comemorar meu aniversário de 40 anos lá - tudo conforme o papai Ricardo planejou. Foi inesquecível chegar a esse momento da vida com meu bebê na barriga e preparando a sua chegada como eu sempre quis.

Fomos muito bem acompanhados pela equipe médica durante os nove meses de gestação. Após cada uma das consultas, só aumentava a nossa confiança

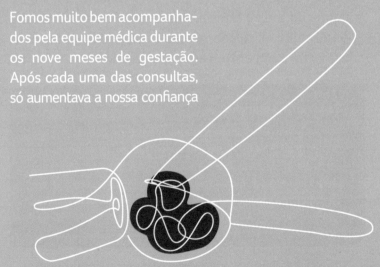

Capítulo 6

e a certeza de que tínhamos escolhido o médico certo para trazer nosso filho ao mundo.

O dia da chegada de Gustavinho foi mágico. Tínhamos uma consulta com o doutor às 8h da manhã. Ao escovar os dentes, senti algo escorrendo: era a bolsa que havia estourado. Ligamos para o Dr. Vamberto e ele nos tranquilizou, disse que a gente teria tempo até o parto. Eu queria me arrumar, fazer escova, chegar bonita no hospital!

Como não tive dilatação, fiz uma cesárea. A bolsa estourou às 6h, o parto foi às 15h. Tudo em meio àquela festa com avós, tios, todo mundo esperando a chegada do neném. Na sala de cirurgia, estava tocando um *rock'n'roll* de fundo, e lembro do doutor brincando: "Não estou achando o bebê, ele está escondido!".

Quando o Gustavo saiu da barriga, ele estava com os braços abertos, como se dissesse: "Aleluia, saí do aperto!" Rendeu uma foto linda, recordação que guardo até hoje.

Foi assim que nasceu nosso pequeno Gustavo, que hoje é a alegria de toda a família. Desde aquele dia, são quatro anos de muita felicidade, graças à chegada do nosso filho. E ganhamos também um amigo, o "Vambi".

> **Baixa reserva ovariana**
>
> Toda mulher nasce com o número finito de óvulos. A cada menstruação, 1.000 óvulos são recrutados, para apenas um ser ovulado. Dessa forma, serão, aproximadamente, 400 ciclos férteis ao longo da vida. O hormônio Anti-Mülleriano, FSH e a contagem de folículos antrais com auxílio do ultrassom são as melhores formas de avaliar a reserva ovariana.

CAPÍTULO 7
Endometriose e o medo real da infertilidade

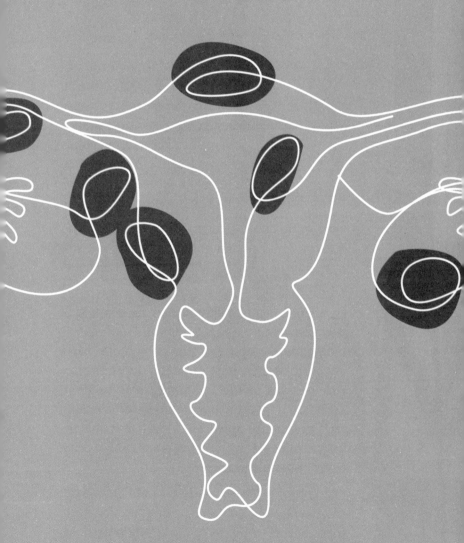

Rafaela Nagatomo

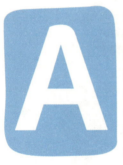

A minha história começou oficialmente em 2016, o ano do meu casamento. Três meses antes do grande dia e após cerca de oito anos de muitas dores e sem um diagnóstico fechado, recebi a notícia: tinha endometriose!

Uma condição de certa forma comum, mas que tem seus efeitos pouco conhecidos entre as mulheres. E eu, até alguns anos atrás, estava nesse grupo.

Desde que recebi o diagnóstico, fui acometida por uma mistura de sentimentos. Fiquei extremamente aliviada, porque finalmente havia encontrado um motivo para as dores incapacitantes que sentia todo mês. Mas também enfrentei o medo, a insegurança e uma enxurrada de dúvidas passaram a ocupar minha cabeça. Tem cura? Qual o tratamento? E o principal: poderia engravidar?

Até então, a maternidade não era prioridade em minha vida, tampouco uma preocupação. Mas receber o diagnóstico de endometriose, principal causa de infertilidade feminina, foi motivo suficiente para me assombrar.

Eu teria que iniciar o tratamento hormonal e bloquear a menstruação, mas o ginecologista, que até então me acompanhava, foi categórico: "Você precisa engravidar o quanto antes". Fiquei insegura com o tratamento indicado e me sentindo pressionada com a questão da maternidade, o que me levou a buscar a opinião de outro médico, dessa vez um especialista.

Logo na primeira consulta, já me senti segura. Ele analisou todos os exames e concluiu que, de fato, o diagnóstico era aquele. A conversa com o médico foi fundamental para me tranquilizar com relação ao tratamento e à maternida-

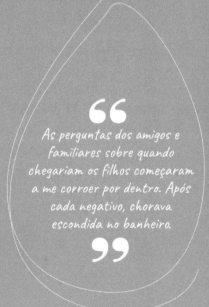

As perguntas dos amigos e familiares sobre quando chegariam os filhos começaram a me corroer por dentro. Após cada negativo, chorava escondida no banheiro.

Capítulo 7

de, desmistificando e esclarecendo todos os pontos que anteriormente me assustaram.

Após dois anos de tratamento hormonal e bloqueio menstrual, meu marido e eu decidimos que havia chegado a hora de engravidar. Me recordo que, depois de passar em consulta, anotamos a data no que seria minha última cartela de hormônio e já começamos a sonhar.

No entanto, e para nossa surpresa e total frustração, a gravidez não vinha e as dores aumentavam gradativamente, até se tornarem insuportáveis. As visitas ao pronto-socorro, durante o período menstrual, ficaram cada vez mais frequentes. Em razão disso, conversamos com o médico e decidimos conjuntamente que a cirurgia seria a melhor solução.

Eu sempre tive pavor de agulhas, então anestesia e centro cirúrgico eram coisas que me tiravam o ar. Assim, em janeiro de 2020, fui submetida à videolaparoscopia para o tratamento da endometriose, ocasião em que conheci o Dr. Vamberto Maia. Juntamente com o Dr. Igor Padovesi, ele me operou e depois foi o responsável por me dar alta.

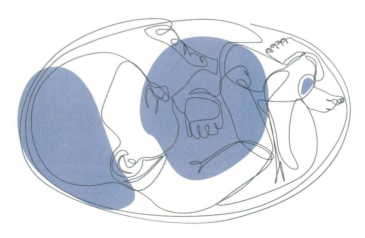

Endometriose e o medo real da infertilidade

A cirurgia foi bem mais tranquila do que imaginava. Poucos meses depois, já estava liberada para reiniciar as tentativas de gravidez. Estávamos com muita esperança, já que nos foi explicado que, após o tratamento cirúrgico, abriria uma espécie de "janela fértil", mas depois de mais um ano de tentativas, a esperança virou medo, ansiedade e nova frustração.

As perguntas dos amigos e familiares sobre quando chegariam os filhos começaram a me corroer por dentro. Após cada negativo ou início de um novo ciclo menstrual, chorava escondida no banheiro. Foi assim que a frustração se tornou um "transtorno misto ansioso depressivo" que exigiu o início de um tratamento multidisciplinar: psiquiatra, nutricionista e psicólogo.

Em fevereiro de 2022, procurei novamente o Dr. Igor, que concluiu que tinha chegado a hora de buscarmos um especialista em reprodução assistida. Dentre algumas indicações, uma nos chamou muita atenção: Dr. Vamberto Maia. Era o médico que esteve em minha cirurgia e que me deu alta – de uma forma extremamente carinhosa, diga-se de passagem.

Apesar do medo, me senti fortalecida. A última frase que escutei do Dr. Igor colaborou bastante com isso: "Nos vemos para o pré-natal".

No mesmo dia, entrei em contato para marcar consulta e acho que, até a data agendada, não dormi uma noite completa. Durante a consulta, fomos acolhidos e tiramos cada uma de nossas dúvidas. Lá, fomos informados sobre os exames necessários, tanto para mim, quanto para meu marido – vale destacar que, dentre os exames que me foram solicitados, estava a histerossalpingografia. Eu tinha pavor desse exame e só consegui me acalmar depois de uma explicação detalhada do Dr. Vamberto que, inclusive, apostou uma Pepsi que seria indolor (e ganhou duas Pepsis. Rs).

Capítulo 7

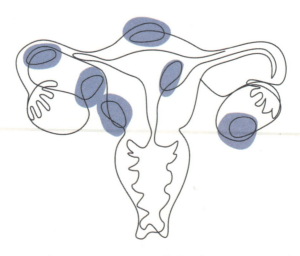

Fizemos todos os exames solicitados e os resultados foram animadores: os exames do meu marido estavam perfeitos e, da minha parte, uma boa reserva ovariana. Tinha apenas uma pequena alteração na trompa direita, mas nada preocupante. A esperança voltou e Dr. Vamberto indicou que seria possível tentarmos iniciar o tratamento de coito programado.

Mas considerando todo o cenário vivido nos anos anteriores, especialmente o grande desgaste psicológico, decidimos partir diretamente para a Fertilização *In Vitro*. Não foi uma decisão fácil, como disse, sempre tive muito medo de agulhas - daqueles de passar mal, inclusive, em exames de sangue, vacinas etc.

Nunca imaginei que teria coragem de passar por um tratamento de fertilização (e nem imaginava que seria necessário), mas o desejo de gestar tornou-se muito maior do que qualquer medo.

Vestida de coragem e motivação, iniciamos o tratamento. Esperamos o primeiro dia do ciclo menstrual e, diferentemente dos meses anteriores, estava feliz e animada para

Endometriose e o medo real da infertilidade

a chegada da menstruação. Assim que o ciclo começou, agendamos uma nova consulta.

Já no dia seguinte, fomos ao consultório. Depois do ultrassom transvaginal, soube quais as medicações que deveríamos tomar: hormônio oral e as temidas "picadinhas". Duas injeções por dia. A primeira foi aplicada no próprio consultório pela Yane (biomédica da equipe), que explicou ao meu marido, responsável pelas demais aplicações, como deveria ser feito. Saímos do consultório extremamente animados e com muita esperança!

No segundo dia, o primeiro em que repetiríamos o processo em casa, eu continuava me sentindo animada e a aplicação foi bem tranquila. Os dias subsequentes foram recheados de hormônios, ansiedade (não havíamos contado para quase ninguém sobre o tratamento), esperança e, claro, alguns efeitos colaterais das medicações, dentre eles o inchaço, desconfortos abdominais e a oscilação de humor. Em alguns dias, tomava as injeções animada; em outros, chorava bastante.

A cada consulta, renovávamos as esperanças. O ovário direito não respondeu muito bem ao tratamento, mas o esquerdo estava a todo vapor. Contamos com todo o apoio da equipe do Dr. Vamberto durante todo o tratamento, inclusive tirando minhas dúvidas via WhatsApp, o que facilitou bastante o processo.

Histerossalpingografia

Exame de raio-x do útero e das trompas uterinas, com a utilização de contraste iodado, que é injetado no interior do útero através de uma cânula. Serve para diagnosticar malformações, doenças da cavidade uterina e do interior das trompas.

Capítulo 7

Depois de dez dias de tratamento hormonal, 20 "picadinhas de amor", acupuntura e, inclusive, alguns ajustes na minha alimentação, agendamos o procedimento para retirada dos óvulos. As duas últimas injeções, para estimular a ovulação, foram aplicadas em um horário exato, aproximadamente 36 horas antes da coleta.

O procedimento foi tranquilo. Estava sedada e, meu marido, que também coletou os espermatozoides no mesmo dia, acompanhou tudo de pertinho. Assim que o efeito da sedação passou, acordei com um pouco de cólica e repetindo a mesma frase várias vezes: "Quantos óvulos foram coletados?".

Foram 13 óvulos: dez estavam maduros e foram injetados. Seis deles apresentavam sinais de fertilização e, após cinco dias, viraram blastocistos, para nossa alegria. Os seis foram congelados para transferência no próximo ciclo.

Mais uma vez, aguardamos ansiosamente a próxima menstruação para iniciarmos a estimulação do endométrio. A estimulação foi feita através de comprimidos orais, gel dérmico e cápsulas vaginais, e fomos acompanhando as mudanças no endométrio em consultório, através de ultrassom transvaginal.

Quando o endométrio chegou no estágio adequado, agendamos a transferência: dia 12 de maio de 2022. Acho que, até então, o dia mais esperado de nossas vidas! Acordei cedo, fiz o "protocolo de Paulus" na acupuntura e seguimos novamente para a clínica. Eu estava ansiosa, mas muito segura.

A transferência foi emocionante, feita com muito carinho, empatia e acolhimento. Ao ver nossos dois embriões acomodados no endométrio, choramos! Nós sabíamos que, a partir daquele dia, nossa vida poderia mudar para sempre.

Sete dias após a transferência, não aguentei a ansiedade e resolvi fazer um teste de farmácia escondida e, para mi-

Endometriose e o medo real da infertilidade

nha surpresa, positivou. Um positivo bem discreto e que talvez nem poderia ser considerado, mas que me ajudou a aguentar mais alguns dias até a realização do Beta hCG.

No 12º dia após a transferência, fiz o Beta e o resultado saiu no mesmo dia, um super positivo! Enviei o exame para o Dr. Vamberto, um pouco assustada com o índice, que estava mais alto do que o esperado.: "Estou grávida?", disparei ansiosa. A resposta não poderia ter sido melhor: "Sim, super! Lá vêm eles".

Duas semanas depois do Beta, quando estaríamos com seis semanas, fomos fazer o primeiro ultrassom. Na tela, dois sacos gestacionais e, logo na sequência, o som mais lindo que já escutei na vida: o do coração dos meus bebês. Estávamos oficialmente grávidos e de gêmeos, mal podíamos acreditar, só conseguíamos agradecer!

Hoje, conto nossa história com minhas meninas, Manoela e Madalena, no ventre. Quando você estiver lendo meu relato, estarei acompanhada delas duas vivendo a maior e mais gratificante experiência da vida de uma mulher, que é a maternidade.

Meu sentimento é de imensa gratidão. Gratidão a Deus, à ciência e a todos os profissionais que nos auxiliaram com tanto amor ao longo de todo o processo.

Endometriose

É uma doença silenciosa, progressiva, dolorosa e de difícil diagnóstico. Calcula-se que 5% a 10% das mulheres são acometidas. É causada quando o endométrio (tecido interno do útero) implanta-se fora do útero, comumente na pelve. Ultrassonografia e ressonância magnética são as melhores formas de diagnóstico, sendo o tratamento clínico ou cirúrgico, dependendo de cada caso.

CAPÍTULO 8
A tríplice aliança com uma barriga solidária

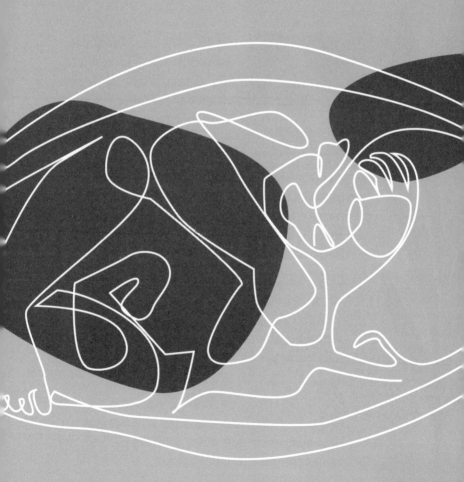

Sandra Ferreira

Aos 18 anos, descobri que havia nascido com uma síndrome rara, que afeta uma a cada cinco mil mulheres no mundo. Infelizmente, fui uma das "premiadas" com a Síndrome de Rokitansky, uma doença congênita que afeta o aparelho reprodutivo feminino. Quem é portadora dessa síndrome nasce com má formação ou ausência de órgãos como o útero ou o canal vaginal. Mas, graças a Deus, nasci com os ovários preservados.

Essa síndrome ainda é bastante desconhecida no Brasil, até pelos médicos. Por isso, meu mundo caiu quando descobri que não poderia ser mãe. Pensava que, sem útero, seria impossível gerar um filho.

Passei por muito sofrimento, só fazia chorar. Foram 15 anos da minha vida imaginando como poderia fazer para gerar uma criança. Uma decisão muito difícil, porque passam mil e um sentimentos pela cabeça.

Mas como o desejo de ser mãe era maior que o medo, decidi recorrer à família para encontrar minha barriga solidária. Pedi primeiramente à minha irmã, mas ela não quis fazer porque ainda não tinha filhos. O receio dela era gerar e depois não querer me entregar a criança. Minha mãe não podia, porque tem uma saúde debilitada. Aí recorri às primas com o coração apertadinho, mas cheio de coragem.

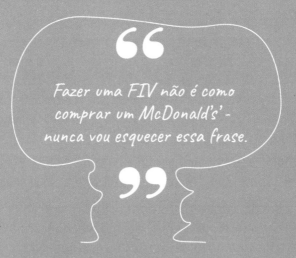

Fazer uma FIV não é como comprar um McDonald's' - nunca vou esquecer essa frase.

Fiz o pedido para a primeira prima, a Rosa, e ela já topou de cara. Conseguir uma barriga solidária foi a maior alegria da minha vida! Com aquele sim, eu e meu esposo, o Henrique, fomos em busca de uma clínica médica. Em maio de 2005, estava no farol da Avenida Morumbi (moro em

Capítulo 8

São Paulo), quando recebi um jornal. Uma das matérias falava sobre tratamentos para engravidar - acabei que guardei o jornal comigo por cinco anos! Eu tinha certeza que faria o tratamento naquela clínica, que meu filho nasceria no mesmo hospital.

Em julho de 2010, marquei uma consulta na clínica. Toda mulher portadora da Síndrome de Rokitansky, quando chega em um consultório, apresenta um quadro de sofrimento muito grande por conta da doença. A gente lida com um

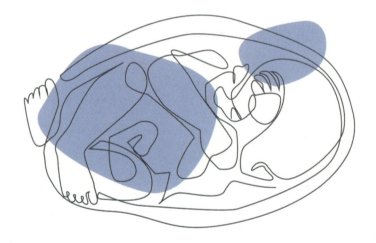

turbilhão de emoções, gagueja, chora... Enfim, é sofrido. Nos sentimos um ET ao ter que explicar tudo que sentimos.

Mas, com dr. Vamberto, fomos acolhidos e recebidos com muito carinho, foi diferente. Mesmo reconhecendo que se tratava de algo novo, ele nos disse que queria fazer parte da nossa história. Naquele momento, meu coração se encheu de alegria. Saí da consulta feliz da vida, foi a primeira de tantas em que havia me sentido bem.

Ele nos passou vários exames, tanto para mim quanto para a Rosa. Fizemos todos, mas, para nossa surpresa, eu tinha

Endometriose e o medo real da infertilidade

um tumor no ovário direito e minha prima uma fibrose no útero. Quando o dr. Vamberto descartou a possibilidade dela ser a barriga solidária, ficamos arrasadas com a notícia. O alívio só veio quando outra prima se prontificou a ser nossa barriga solidária. Mais uma vez, fizemos os exames solicitados e estava tudo bem com a Rosângela.

Partimos para segunda etapa: eu fiz a cirurgia para a remoção do tumor no ovário direito e comecei a rezar para dar tudo certo. Dali em diante, precisava reunir toda a documentação e exames para pedir a autorização ao CRM (Conselho Regional de Medicina).

Depois de uma longa espera de 18 meses, recebemos autorização para o tratamento. Era março de 2013 e eu estava ansiosa para fazer, porque, na minha cabeça, queria que tudo acontecesse antes dos meus 35 anos.

Começamos a fazer o estímulo com os hormônios no final daquele mês. O estímulo foi maravilhoso: tive seis óvulos e consegui quatro embriões. Fiquei tão orgulhosa de mim!

Congelamos os quatro, mas como nada vem sem emoção, minha prima precisou fazer uma cirurgia para retirada da vesícula. Por conta disso, tivemos que esperar mais 12 meses. Haja coração, porque não é sempre que temos alguém disponível para ser uma barriga solidária - tinha muito medo dela desistir.

Em janeiro do ano seguinte, fizemos a primeira transferência, mas não veio o sonhado Beta positivo. Esperamos mais um mês e fizemos a segunda transferência, quando finalmente conseguimos! Enfim, ficamos grávidos de uma bela menina, era só alegria e muita gratidão. Stella nasceu no dia 18 de novembro de 2014, com 49 cm e 3,46 quilos.

Tenho muita gratidão por ter encontrado o dr. Vamberto e ele ter participado da nossa história. Sempre muito

Capítulo 8

amoroso, paciente, cauteloso e muito sincero. Não criava grandes expectativas, nos deixou bem claro que engravidar não era fácil e que os tratamentos e as medicações eram caras. "Fazer uma FIV não é como comprar um McDonald's". Nunca vou esquecer essa frase. Haha!

Fomos um casal obediente - seguimos todos os protocolos estabelecidos, mesmo com a ansiedade a mil por hora. Tivemos uma equipe médica maravilhosa - dra. Vânia Dorsi, psicóloga, que nos ajudou a segurar nossas emoções; dr. Vamberto, com seu trabalho incrível e muito confiante no nosso tão sonhado positivo; e dr. Luiz Leite, obstetra que nos acompanhou no pré-natal e realizou o parto da Stella.

Um detalhe que não posso deixar de mencionar é que a reprodução humana mudou muito a forma com a qual a sociedade e o Direito enxergam a maternidade. Mesmo com toda a documentação comprovando o nosso caso e a aprovação dos órgãos competentes, a juíza não aceitou que se tratava de uma barriga solidária. Até o momento, a equipe médica me ajudou. Foi preciso testemunhar, com inúmeros laudos e provas, todo o processo que enfrentamos para trazer Stella ao mundo. dr. Vamberto me ajudou do tratamento até a certidão de nascimento!

Minha filha é, sem dúvida, uma estrela que chegou para iluminar as nossas vidas.

Infertilidade por causa uterina

Representa 5% dos casos. Miomas e pólipos são as causas mais comuns. Malformações uterinas congênitas são raras, sendo a principal a Síndrome de Mayer-Rokitansky-Küster--Hauser, que leva à ausência do útero e parte da vagina. Contudo, a presença dos ovários permite uma FIV com gestação em útero solidário - Resolução/CFM 2.320/2022.

CAPÍTULO 9
Diabetes, uma inimiga silenciosa

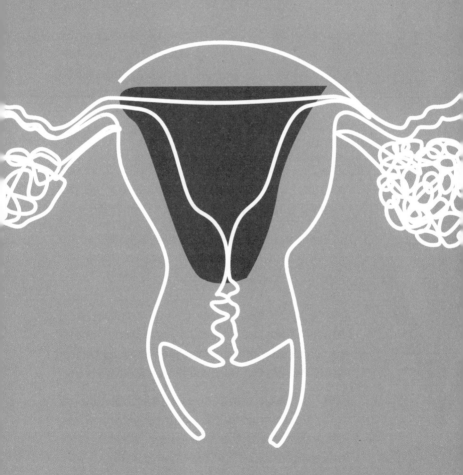

Tamires Durante

E u só tinha 17 anos quando minha vida virou uma bagunça. Foi nessa idade, ainda adolescente, que descobri ter adquirido diabetes tipo 1. Uma rotina normal passou a ser ocupada por hormônios, injeções, diversas internações, picadas e mais picadas. Mal sabia que, anos depois, eu iria usar esse aprendizado para um bem maior.

Um ano depois, aos 18, fui diagnosticada com endometriose. Não fazia ideia de que, ainda tão nova, começaria uma luta com consequências futuras de tamanha proporção. Em poucos anos, passei por quatro cirurgias, tomei muitos remédios e ainda mais hormônios. A consequência de uma doença tão invasiva poderia acarretar em uma possível infertilidade.

Aos 23 anos, conheci meu marido, que na época estava com 34. Logo resolvemos que iríamos nos casar e a gravidez já estava nos nossos planos. Nunca fui "reguladinha" com a menstruação - ela vivia atrasada, como acontece com muitas mulheres.

Um dia, acreditei que a menstruação havia chegado. Senti uma dor absurda. Fui ao médico e ele resolveu que eu deveria fazer um Beta-hCG. Com o exame, eu soube que estava, na verdade, abortando.

Uma dor tremenda me consumiu na mesma hora... Depois do aborto, passei um ano tentando engravidar, fazia testes de farmácia todo mês, mas nada acontecia. Uma linha rosa era o que restava e mais uma esperança para o próximo mês.

> **Iniciei uma jornada pessoal de autoconhecimento, liberdade, força e cura. Comecei a entender que o fato de não conseguir gerar um filho de forma natural não era minha culpa.**

Capítulo 9

Quando resolvemos procurar um ginecologista, ele receitou exames para ambos e nos sugeriu buscar um especialista em fertilização, para ver se nos enquadraríamos para fazer uma FIV.

Agendei uma consulta no hospital que me foi indicado e logo perguntei quem era o médico mais recomendado. Nos indicaram dois, um deles com nome bem diferente - era dr. Vamberto Maia Filho. Estava super ansiosa pela conversa que teríamos.

Quando chegou o dia, fui ao consultório acompanhada do meu marido e de minha sogra. Lembro como é difícil chegar em um lugar com tantos casais sonhando em construir uma família. Sonhos compartilhados, mas que muitas vezes são interrompidos por questões financeiras, emocionais ou de saúde.

Entramos na sala e fomos recebidos com um sotaque que encheu meu coração de esperança, mas também de medo. Medo do novo, dos "nãos" que poderiam vir depois que contássemos toda nossa história, das doenças, cirurgias e aborto.

Novamente minha diabetes me colocaria em uma situação complicada. Por isso, costumo dizer que meus filhos salvaram minha vida: eles me devolveram a vontade de viver com saúde, o gás, a energia para me cuidar e garantir que eles nunca ficassem sem a mãe. Esse era meu objetivo, ser mãe dos meus filhos.

Desde o começo, dr. Vamberto me passava a firmeza de que eu poderia ser mãe, mas sob uma condição: ele só faria o tratamento se eu estivesse com minha diabetes/hemoglobina glicada abaixo de 7,0, e eu consegui!

Minha endocrinologista cuidou para que tudo ocorresse como deveria, minha fertilização foi autorizada e co-

Diabetes, uma inimiga silenciosa

meçamos o processo de medicamentos para estimulação e retirada dos óvulos e coleta dos espermatozoides.

Eu precisava tomar comprimidos no horário certinho, injeções que pareciam que eu nunca havia aplicado na vida... Mesmo eu sendo diabética há sete anos e tendo que aplicar insulina até três vezes por dia! Não acreditava que algo tão rotineiro, pra mim, me deixaria tão insegura.

Aprendi que, mesmo nos conhecendo profundamente, sempre temos um lado transformador. Mas só conhecemos essa versão quando nos tornamos mãe!

Fizemos a primeira etapa da FIV e conseguimos 12 óvulos, cinco deles fecundados. Cinco chances, cinco vidas, cinco sonhos, cinco filhos. Sim, filhos que algumas mulheres conseguem ter de uma forma tão natural, sem drama, sofrimento, lágrimas, remédios, dúvidas e medos. Medo de falhar, medo de ter ou entrar em uma crise conjugal, medo de não se sentir mulher suficiente para gerar um "ser", que teoricamente nascemos "prontas" para gerar.

No dia da transferência, chegamos ao consultório bem cedo. Estávamos super ansiosos, tanto que tive uma crise de soluços, fiquei quase 40 minutos soluçando sem parar. Quando me chamaram, lembro que eu tremia tanto...

Ao entrar na sala, nada mais importava - fosse a posição da cadeira ginecológica, todos os remédios que eu havia tomado, as picadas das injeções dos hormônios, as oscilações de humor. O medo e a insegurança foram deixados para trás.

Tudo era possível naquele momento. Dois embriões, "filhos meus", estavam em meu ventre, estávamos conectados eternamente. Depois de 12 dias, fiz o tão esperado Beta hCG e, sim, estávamos grávidos!

Capítulo 9

Até o primeiro ultrassom, a insegurança tomou conta de mim. Temia que fosse só um sonho. Mas ouvir o coração do meu filho batendo foi como ouvir uma música, o presente mais lindo que papai do céu poderia ter nos dado.

No primeiro ultrassom, nós não tínhamos filmadora. Gravamos o som do coração do meu bebê batendo rápido, forte como ele. Com quase cinco meses de gestação, descobrimos que era um menino. O nome eu já sabia mesmo antes de engravidar...

Enzo já vai completar dez anos. Com ele, aprendi o que é amor, aprendi que sonhar é possível e real ao lado de quem se propõe a sonhar e lutar com a gente. Tudo no meu filho é perfeito e se tornou real. Te amo, filho!

Quando Enzo estava com três anos, resolvemos tentar mais uma vez dar um irmãozinho ou irmãzinha. Como já havíamos feito todo o processo da FIV, achávamos que seria mais fácil, tranquilo, e que engravidaríamos novamente na primeira tentativa. Mal sabíamos que tudo tem um lado bom e outro ruim - e esse lado pode ser desesperador e decepcionante.

Naquela época, liguei novamente para a clínica de fertilização do hospital onde havia feito o tratamento. Queria agendar uma nova consulta. Mas, para minha surpresa, dr. Vamberto não trabalhava mais lá. Fomos indicados a fazer com outro médico, que era chefe do setor. Achei estranhos alguns procedimentos e senti falta de alguns medicamentos, já que no primeiro tratamento fiz uso de tantos, para que tudo fosse o mais perfeito possível. Mas aceitamos sem questionar.

Engraçado como não nos conectamos com alguns médicos. Empatia é algo que não se tem com todo mundo. Não são todos que oferecem segurança a seus pacientes através de sorrisos, palavras gentis, otimismo e cuidado.

Fizemos a segunda FIV, mas meu sentimento, dessa vez, era de completa insegurança e falta de comprometimento do médico. Como se eu soubesse que não iria dar certo, assim se fez. Fiquei tão decepcionada que não fui à consulta de retorno. Foi frustrante saber que meu sonho do segundo filho seria adiado.

Sabe aquela frase, "coração de mãe não se engana?" Resolvemos que, se fosse pra acontecer, seria naturalmente. E que se não acontecesse, estaria tudo bem também.

Assim, fomos curtindo a vida ao lado do nosso pequeno, viajando, vendo ele crescer. Só quem é tentante vai saber a dor de cada teste negativo, de sentir mudanças no corpo e a mente nos enganar por dez dias. De fazer exames e ver a menstruação descer.

Comprei muitos testes de gravidez escondido, fazia sozinha no banheiro, chorando, pois acreditava que meu corpo iria funcionar, que meus hormônios estariam em sintonia.

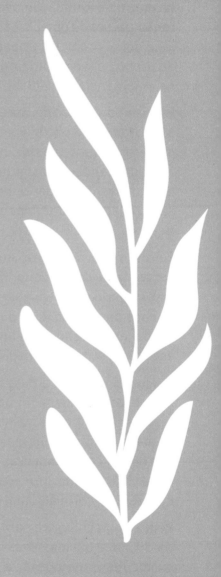

Capítulo 9

Os anos foram passando, passando, até que, conversando com meu ginecologista da época, resolvemos fazer uma estimulação ovariana para tentar uma gestação natural. Tomei uma medicação por cinco dias e logo depois comecei a sentir uma dor inimaginável. Fui ao pronto-socorro dirigindo, quase desmaiando, entrei na emergência e imediatamente fiz um ultrassom.

Precisei ser internada, mas resisti para não ser operada. Meu organismo não havia reagido bem ao remédio e eu já havia retirado um dos ovários anos antes. Então começou a pandemia e pairou aquela dúvida: tantas pessoas morrendo, a gente devia insistir para trazer uma criança ao mundo? Mas quando o relógio biológico desperta, é difícil segurar.

Foram meses em casa, ansiedade tomando conta de todos, falta de dinheiro, filho sem ir à escola, marido trabalhando no outro quarto e eu perdida no meio desse caos doméstico. Mas por incrível que possa parecer, acabei esquecendo que uma possível gravidez poderia acontecer sem ser planejada.

Certo dia comecei a passar muito mal, parecia que eu estava com refluxo. Fui ao médico e ele me receitou medicamentos para melhorar os sintomas. Como não passava, pedi ao meu marido que colocasse um apoio nos pés da cama para erguer a cabeceira. Foi então que uma vizinha, muito próxima, arriscou: eu não estava com refluxo coisa alguma, e sim GRÁVIDA.

Pedi ao ginecologista para fazer um exame de gravidez para tirar a dúvida. Mas antes de entrar para fazer o exame, parei na farmácia e comprei um teste. Tirei o sangue, fui ao banheiro fazer o teste e, para minha surpresa, eu estava grávida! Como assim? Anos e anos ten-

Diabetes, uma inimiga silenciosa

tando engravidar e acontece inesperadamente? Entrei em um transe infinito, me sentia autossuficiente, uma Mulher-Maravilha com super poderes que só as Deusas do Olimpo teriam.

Cheguei em casa e fui mostrar o resultado para meu marido. Nos abraçamos, choramos e resolvemos guardar segredo por uns dias. Mas como eu iria guardar segredo de um milagre de Deus? Liguei para minhas sobrinhas Ana e Catarina e, como só podíamos fazer videochamada, mostrei a elas o teste pela tela. Ficaram tão felizes com a novidade!

O dia mais emocionante foi quando contamos para nosso filho, falamos que queríamos contar uma coisa pra ele, que ele teria um irmãozinho ou irmãzinha, ele correu, nos abraçou e chorou - um choro de gratidão, amor e felicidade.

Mandei mensagem para dr. Vamberto e contei a novidade. Ele não poderia me acompanhar naquele momento, e gentilmente me indicou um colega de trabalho. Fui novamente acolhida e abraçada, ele se emocionou com minha luta para engravidar e disse, com todo carinho, que seria meu obstetra. Logo em seguida, marquei o primeiro ultrassom com dra. Cinthia, a mesma médica que realizou alguns ultrassons do Enzo.

Ela foi um doce de pessoa, calma, atenciosa... Deitei na maca super ansiosa para ouvir o coração do meu bebê, e ela, com toda calma, foi me mostrando que, naquele período da gestação, o embrião estava um pouco menor, mas disse que era normal e que eu marcasse outro na semana seguinte.

Consegui agendar, foi quando ouvimos o som do coraçãozinho dele. Mas os batimentos não estavam fortes...

Capítulo 9

Então dra. Cinthia me passou seu contato e disse que, se eu precisasse, novamente faríamos uma ultra na semana seguinte.

Como ainda estava à procura de um obstetra, fui em outros médicos e um deles, particularmente, me chocou pela frieza. A experiência foi terrível: eu deitada em posição ginecológica, numa sala fria, com o celular na mão para gravar o som dos batimentos cardíacos do meu bebê, fui surpreendida da pior forma por um diagnóstico ruim.

Ali mesmo, sem sequer pedir que eu me vestisse, ele chamou o obstetra e disse que o coração do meu bebê iria parar, que era melhor que fosse com pouco tempo de gestação. E ainda falou que era melhor do que ter um filho com algum tipo de "problema genético".

Levantei da maca, me vesti e fui à sala dele conversar, saber se, de alguma forma, eu conseguiria manter minha gestação saudável. Com todas as letras, ele disse que, por experiência profissional, sabia que não seria possível.

Minha felicidade foi interrompida com oito semanas e meia de gestação, quando fui ao hospital pressentindo que havia algo de errado. Foi assim que meu bebezinho foi para o céu, ficar ao lado do seu primeiro irmão.

Fui ao hospital fazer a curetagem no mesmo dia. Como eu queria estar naquele hospital para dar à luz um bebê lindo... Mas a situação era outra completamente diferente, eu havia perdido meu filho.

Tive alta no dia seguinte, com dores, mas decidida a engravidar novamente. Usei meu luto para extrair forças para uma nova luta. Eu sabia que engravidaria novamente, e assim o meu destino se cruzou mais uma vez ao de dr. Vamberto.

Diabetes, uma inimiga silenciosa

Eu precisava entender o que havia acontecido, ser acolhida de verdade. E foi isso que aconteceu: com sua sensibilidade, ele me ouviu! Expliquei tudo o que havia acontecido durante todos os últimos anos e contei que não conseguia engravidar naturalmente. Relatei todas as cirurgias que havia feito, as consequências de 18 anos de diabetes *mellitus* tipo 1. Queria a ajuda dele para traçar um novo plano e conseguir uma nova gravidez saudável.

Sabíamos que não seria uma gravidez normal, pois teríamos obstáculos a serem superados. E ele topou mais um desafio, aceitando em conduzir o tratamento. Eram muitos exames a serem pedidos, a pandemia estava em alta, e ainda tinha meu problema de nefropatia diabética. Embora a doença estivesse controlada, sabíamos que isso mudaria no momento em que eu começasse a tomar os hormônios. Eu queria que o tratamento seguisse com o mínimo de estímulos possíveis.

Começamos o tratamento e toda angústia, ansiedade, euforia, gratidão e medo voltaram milhões de vezes - eu estava decidida que essa seria a última tentativa e meu marido estava de acordo. Só quem passa por um tratamento para engravidar sabe a dor de um negativo. Nós colocamos nosso relacionamento à prova, pois cada resultado leva um pedaço do nosso coração e da nossa alma junto com ele.

Como se a gente pudesse qualificar o nosso amor, fizemos todo o processo novamente e conseguimos dois embriões de qualidade "ótima" e um de "média". Nossos filhos eram perfeitos! Decidimos congelar e fazer no próximo ciclo. Implantaríamos dois embriões e, um dia antes do procedimento, deixamos meu filho mais velho com os avós e fomos para a clínica.

Capítulo 9

Fiz uma playlist com as músicas que me ajudavam a relaxar e, assim, fomos para a sala de cirurgia. Estávamos confiantes e felizes.

Dias depois senti cólicas, dores de cabeça, fome e sono. Era como se eu soubesse que meu positivo estava ali. Alguns dias depois, fiz o Beta hCG. Passei o dia inteiro abrindo e fechando o aplicativo do laboratório, tanto que decorei o protocolo e senha do exame. Às 17h, saiu meu negativo. Com ele, um banho de água fria direto no meu coração!

Como estava perto do aniversário do Enzo, respirei fundo e resolvi que não teria tempo para sofrer, afinal tinha meu filho para cuidar. Com toda calma, dr. Vamberto disse que eu deveria, sim, passar pelo meu luto, que eu tinha esse direito. Naquele momento, senti a confiança que me faltava. Foi ali que decidi que tentaria o tratamento pela última vez, com meu último embrião. Estávamos juntando tudo que nos havia restado: dinheiro, dor, luto, esperança. E não seria em vão.

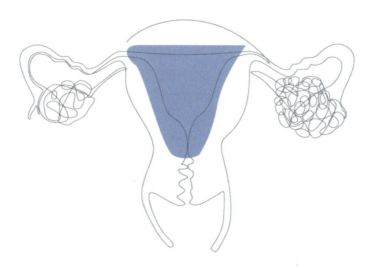

Diabetes, uma inimiga silenciosa

Então iniciei uma jornada pessoal de autoconhecimento, liberdade, força e cura. Comecei a entender que o fato de não conseguir gerar um filho de forma natural, como acontece com outros casais, não era minha culpa.

Passei a ouvir outras histórias, pesquisar meditações e a usar outros métodos para acalmar meu coração. Também fiz uma dieta especial, cuidei ainda mais da minha diabetes e segui meu ritual de orações.

No dia da implantação, eles me arrumaram, chamaram meu marido e ficamos aguardando. Quando o dr. Vamberto chegou, estava com a energia lá em cima, e isso me acalmou. No meio da conversa, ele falou que achava que era uma menina.

Viemos pra casa e resolvi fazer o repouso total – só levantava para ir ao banheiro e tomar banho. Meu marido me ajudou muito, pois fazia praticamente tudo. De certa forma, a pandemia ajudou, pois ele conseguia trabalhar de casa e meu filho estudava on-line. Fiquei praticamente deitada os 12 dias que antecederam o teste, saía de casa exclusivamente para fazer exames médicos.

No décimo dia de espera, recebi uma mensagem muito especial de uma amiga chamada Darcy. Era uma oração sobre ser mãe.

Dois dias depois, no 12º dia, acordei cedo, peguei meu carro e coloquei a música que eu ouvi o processo inteiro do tratamento. Fui ao laboratório e, chegando lá, parei na farmácia que havia ao lado, para comprar um teste baratinho de gravidez. Na minha cabeça, se fosse pra dar positivo, seria com qualquer um.

Fiz o teste de urina e entreguei à enfermeira. Quando coletava, separei um pouco e também fiz o de farmácia. Alguns minutinhos depois, o meu positivo estava lá:

Capítulo 9

duas listrinhas tão perfeitas que voltei imediatamente pra casa, precisava contar ao meu marido!

Mostrei a ele e choramos juntos de alegria! Mantivemos o segredo de todos, mas depois de 15 dias resolvi contar para as minhas sobrinhas. Foi aquela alegria, choro e comemoração. Como estávamos na casa da bisavó do Enzo e meus sogros estavam lá, resolvemos contar também. Foi uma felicidade sem tamanho poder compartilhar esse momento com a melhor bisavó que meus filhos puderam ter.

Na véspera do Ano-Novo, contamos para nosso filho. Ele ficou super feliz, mas não queria sentir novamente a perda de um irmão. Sempre chamava ele para ficar perto da minha barriga, conversar com o bebê e fazer ele se sentir amado como sempre foi. A gente dizia que o irmãozinho que estava chegando seria seu melhor amigo, que ele iria ensiná-lo a jogar futebol e videogame.

Depois da oitava semana, minhas sobrinhas quiseram fazer um chá revelação. Reunimos alguns amigos, pois ainda estávamos em pandemia, e, naquele dia, nós fomos cobertos por um balde d'água cor de rosa - o rosa mais lindo que eu poderia imaginar!

Era real, minha bebê arco-íris estava vindo para mim. Todo sofrimento e angústia estavam acabando.

No dia da primeira consulta, levamos o Enzo com a gente. Assim que vimos que estava tudo bem, o dr. Vamberto pediu para ele entrar no consultório e perguntou se ele queria ver a irmã. Com o sorriso mais lindo do mundo, meu filho respondeu que sim...

Junto com a minha endócrino, dra. Maíra Brandão, comecei uma outra batalha, tudo para que minha bebê

Diabetes, uma inimiga silenciosa

conseguisse crescer forte e linda dentro de mim. Eu sabia que meu corpo não era o mais apropriado para gerar um bebê, estava mais velha e eu havia adquirido outros problemas de saúde. Enfrentamos o colesterol alto, quase tive falência renal, precisei tomar anticoagulantes... Até ali, haviam sido quatro FIVs, um aborto e muita esperança envolvida.

Mas em meio a milhões de medicamentos, construí uma relação inexplicável com a minha filha. Fiz tudo que precisava para que ela crescesse forte e saudável. Conversava, chorava, fazia planos.

Gestando a minha menina, sentia que nossa ligação era de outras vidas. Chorei tanto por medo de perdê-la que me tornei uma fortaleza!

Em nossa última consulta de pré-natal, soube que os batimentos cardíacos da neném estavam irregulares, minha filha entrava em sofrimento fetal. Fui à maternidade para fazer outros exames e, chegando lá, meus queridos médicos já haviam deixado tudo certo para a chegada da minha filha. Com um parto de emergência e de forma inesperada, minha menina chegou ao mundo maravilhosamente e nós éramos só gratidão.

Eles acreditaram em nós! Acreditaram que, mesmo com todos os problemas de saúde que me limitavam, a gente conseguiria.

Meu corpo era uma bomba-relógio e a gente sabia que todo cuidado era pouco. Minha pressão arterial estava altíssima e outros medicamentos iriam nos separar por mais 24h. Mas tudo mudou a partir do momento em que ouvi o choro da Maitê. Ela estava chegando para preencher nossas vidas!

Capítulo 9

Foram dez dias de UTI. Dias em que enfrentei a dor, ninei, chorei e recebi todo o apoio que precisava dos meus médicos e da minha família.

Maitê chegou no dia 18 de agosto de 2022, linda e pura! Hoje, é a nossa segunda luz de esperança na Terra. E, lá do céu, temos outras luzes que cuidam de nós.

Diabetes e Infertilidade

Os problemas hormonais são bastante comuns na população e suas alterações podem originar problemas relacionados à infertilidade. Hipotiroidismo, Hiperplasia Adrenal, Hiperprolactinemia e Síndrome dos Ovários Policísticos são endocrinopatias que estão bastante relacionadas com infertilidade. A diabetes é uma das mais importantes pela sua prevalência populacional, altas taxas de abortos e complicações obstétricas graves como polidrâmnio, bebês grandes e partos prematuros.

CAPÍTULO 10
A vida tem suas ironias

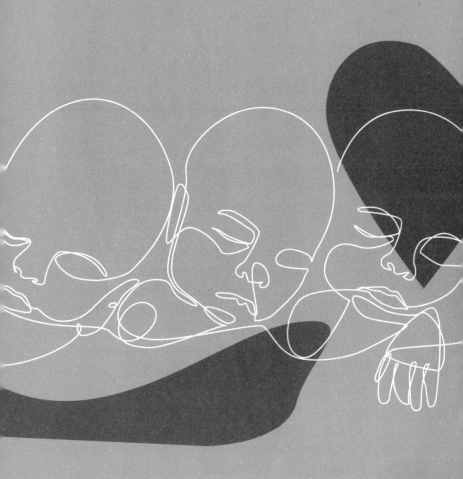

Maíra Pontual e Vamberto

Eu tinha 19 anos quando passei no vestibular de Medicina. Maíra era três anos mais nova, mas aos 16 também sonhava em ser médica.

Talvez já tivéssemos nos esbarrado em algum lugar antes, mas nunca havíamos sido apresentados. Até o Carnaval de 1994, quando a gente começou a namorar.

O nosso relacionamento continuou, e lá se foram os dez primeiros anos juntos. Entre tantas conversas e planos, havia o de casar e ter filhos. Eu já dizia que queria três filhas, enquanto Maíra falava em um casal. Casamos.

Curtimos muito os cinco anos seguintes: nos mudamos do Recife para São Paulo, concluímos nossas residências e fizemos pós-graduação. Viajamos juntos pelo mundo, começamos a trabalhar, constituir patrimônio. Ou seja, a gente estava no momento ideal para planejar a chegada de uma criança.

A ansiedade começou a bater em nossa porta depois de um ano de tentativas para engravidar.

> *Falhar faz parte do meu dia a dia como médico e especialista em reprodução humana, mas admitir essa falha dentro de casa foi hercúleo. Era um exercício de profissionalismo e dor.*

Fizemos os exames pré-nupciais (sim, fizemos!) e não foi detectado qualquer problema aparente.

É claro que ninguém conta com a possibilidade de enfrentar dificuldades para ter filhos. Até porque 85% dos casais têm chance de engravidar depois do primeiro ano como tentantes, segundo as estatísticas. Mas o improvável acontece. E aconteceu na nossa família.

Eu estava com 34 anos, e Maíra, com 31. Os exames próprios para infertilidade deram normais. Diagnóstico: "infertilidade sem causa aparente". Eu tinha uma pergunta sem resposta, que se converteu em uma angústia sem fim.

E assim como para tantos que passam por meu consultório, precisei exercer o papel de quem busca ajuda. Eu, agora, era também paciente. A vida tem suas ironias.

Dá para imaginar o quão difícil foi assumir dois papéis ao mesmo tempo, me dividir entre marido e médico?

Capítulo 10

Como não havia uma causa aparente, éramos jovens e os exames estavam normais, começamos pelo início, como a maioria. O primeiro passo foi fazer o coito programado, com hora marcada.

Quem já passou por isso sabe que é um tratamento de baixa complexidade, que parte do princípio de induzir a ovulação mais plural - com mais de um folículo, via estimulantes hormonais - e, assim, programar o dia com melhores chances de fecundação. Resultado: insucesso. Por duas vezes.

O passo seguinte seria a inseminação intrauterina. Um processo também de relativa simplicidade, onde se repete o modelo de fertilização "natural", dentro do corpo da mulher. A diferença é que usamos uma pequena haste, por onde transferimos os espermatozoides "preparados" para o útero, numa situação mais assertiva. O resultado não foi o que esperávamos.

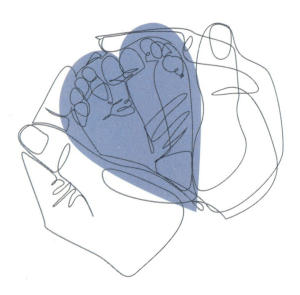

A vida tem suas ironias

Sabia que precisaríamos evoluir no tratamento, esse deveria ser o próximo passo. Queria um tratamento mais complexo e de maiores chances: Fertilização *In Vitro*. Mas esse não era o desejo de Maíra. Ela sonhava com um processo natural, comum, ordinário.

Como a gigantesca maioria dos casais, evoluir para tratamentos mais complexos está longe de ser um sonho. Expliquei que deveríamos evoluir para a FIV e, mesmo com muita resistência, ela concordou. Pronto, minha certeza era plena. Confiava na técnica e nos meus resultados.

A FIV é aquele tipo de tratamento que geralmente faz a gente comemorar antes do "apito final". É a técnica mais indicada, por apresentar a melhor chance de engravidar que existe no mundo. Mas adivinhem só: falhamos em nosso primeiro ciclo de FIV.

Falhar faz parte do meu dia a dia como médico e especialista em reprodução humana, mas admitir essa falha dentro de casa foi hercúleo. Era um exercício de profissionalismo e dor. Eu sei a dor de ter um negativo. Na verdade, mais de um: naquela altura, tinham sido quatro tentativas e três técnicas diferentes. Já estava perdendo a racionalidade como médico e como paciente.

No mês seguinte, já refeitos e resilientes, repetimos o tratamento. Fizemos alguns ajustes e voltamos à luta. O ciclo de indução é quase um ritual: exames, injeções e ultrassons. Um roteiro que conheço demais e Maíra passava a conhecer de cor e salteado.

O ciclo foi parecido com as demais respostas, sem muitos óvulos e um crescimento folicular dentro do esperado. Coleta de óvulos, fertilização e transferência embrionária.

Capítulo 10

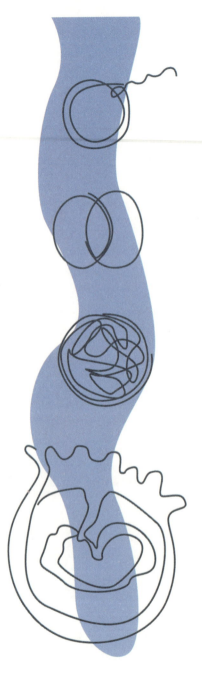

Preciso confessar que o intervalo que se passa entre a colocação dos embriões e o resultado do exame de gravidez é gigante para quem espera. Lembro claramente onde estava quando peguei o resultado e quem abracei, chorando, naquele momento. Nosso sonhado positivo veio.

Naquela época, não havia limites quanto à regulamentação sobre o número de embriões a serem transferidos. Era algo rotineiro, após muitas falhas, colocar mais do que dois embriões, e decidimos por três. Não havia nenhum desejo de olhar essa múltipla, até porque elas são, do ponto de vista da obstetrícia, um pesadelo.

Quando olhei os valores do exame de gravidez, comentei que provavelmente seriam dois. Mas, no dia do ultrassom, a surpresa foi gigante: eram trigêmeos.

Nossa gestação foi extremamente complicada: procedimentos no colo do útero (com direito a Maíra quase morrer, por choque), hiperêmese que

A vida tem suas ironias

fez minha mulher perder quase seis quilos, e, por fim, o problema com a placenta. Esse problema nos levou a um parto com 28 semanas de gravidez e bebês com menos de 1 quilo de peso. Foram 60 dias de UTI e muita luta, mas com um desfecho feliz para nossa família.

Sei que nada vem de graça na vida, e por nenhum momento desistimos. A gente preferiu acreditar, mesmo quando a dor mostrava o contrário. Dei força à minha companheira, principalmente nos momentos em que ela parecia não estar lá. Buscamos o positivo até ele vir.

Todos nós estamos sujeitos aos problemas, mas sempre existe a chance de escolher atitudes positivas. Nós optamos pela esperança e pela persistência.

INFERTILIDADE SEM CAUSA APARENTE - ISCA

Infertilidade sem causa aparente – (ISCA) é o diagnóstico dado quando, após uma avaliação bem executada do casal, não se consegue detectar uma causa plausível para a não obtenção da gestação. Muitos destes casos são atribuídos a pequenas alterações que, separadamente, em cada indivíduo, não comprometem a fertilidade do casal, mas quando somadas, levam a um quadro de infertilidade. Não raramente, esses casais sem uma causa aparente terão mais dificuldade em conseguir uma gravidez que casais com fator tubo peritoneal ou uma alteração seminal moderada.

CAPÍTULO 11
Luto e renascimento: o preço de um sonho

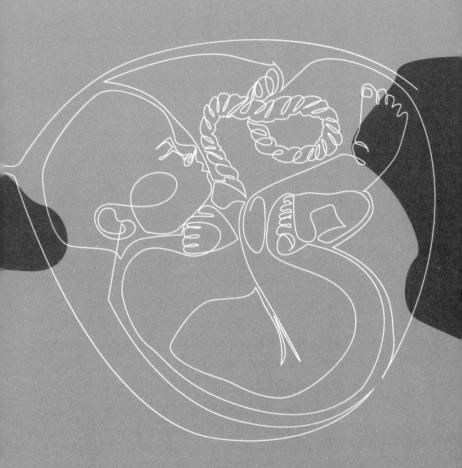

Vanessa Moreira

Poucas mulheres sonham em ser mãe na adolescência. Mas desde muito cedo esse era um sonho pra mim: eu gostava de me imaginar grávida, pensar em quais seriam os nomes dos meus filhos, até qual seria a diferença de idade entre eles. Eu queria ser mãe de três.

Por isso não foi estranho quando me tornei uma tentante logo depois de casar, aos 22. Foram muitas tentativas, sintomas imaginários, testes de farmácia e, para minha surpresa, resultados negativos.

A ansiedade aumentava na mesma proporção da cobrança que vinha dos amigos e familiares. A cada pergunta sobre "quando viria o neném", eu ficava mais angustiada.

Foi então que, em 2007, resolvi pedir ao ginecologista um espermograma pro meu então esposo. Lembro até hoje da aflição que tomou conta de mim. No dia do resultado, saí correndo do serviço e fui até o laboratório buscar. Abri o envelope na rua mesmo, mas senti o baque quando li o diagnóstico: "azoospermia". Total ausência de espermatozoides, infertilidade.

A sensação era como se o chão estivesse abrindo debaixo dos meus pés. Eu não conseguia processar o que estava lendo. Fiquei imóvel, paralisada, senti vontade de vomitar. Não conseguia nem chorar.

Em casa, abria aquele envelope de minuto em minuto, conferindo os dados com atenção, na esperança de ter entendido ou recebido um exame errado. Mas não era. Aquela era a nossa realidade.

Alguns meses depois, encontrei forças para buscar ajuda especializada. Foi quando procurei especialistas em re-

> "
> Saí do hospital para enfrentar uma ausência irreparável. Voltei para casa e lá estava o quartinho deles montado, o cheirinho dos bebês que nunca preencheriam o vazio daquele lar.
> "

Capítulo 11

produção humana. Depois de algumas consultas, conheci o dr. Vamberto. Naquele momento, me senti acolhida, compreendida. Eu não era um diagnóstico de infertilidade. Eu era Vanessa, a Vanessa que tinha o sonho de ser mãe.

Pronta para a fertilização, dei início ao primeiro ciclo. Não tinha ideia de como seriam as semanas seguintes: medicamentos, injeções, mudanças de humor, emoções à flor da pele... Com a transferência de embriões feita, veio o baque 12 dias depois, com meu primeiro negativo. Como assim, eu não estava grávida? E aqueles sintomas todos? Eu me sentia grávida!

Não vou esquecer o acolhimento que recebi no consultório. É muito dolorosa a frustração de receber um negativo depois de tanta expectativa.

Três meses se passaram até a segunda tentativa. Era preciso encarar aquele misto de sentimentos controversos novamente, me confrontar, me desafiar. Só que, agora, eu não tinha mais recursos financeiros.

Foi então que fui informada sobre a possibilidade da ovodoação. Eu era uma mulher jovem, tinha 23 anos, óvulos sadios e em boa quantidade. Poderia doar metade e, desta forma, a ovoreceptora custearia o meu tratamento. Era uma chance e eu precisava dela.

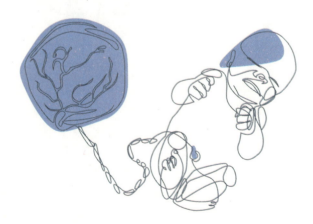

Luto e renascimento: o preço de um sonho

Assim foi feito: fiz a estimulação, consegui óvulos suficientes e doei metade. Mas o negativo insistia em se fazer presente.

Veio ainda a terceira tentativa, mais uma frustração. Naquele momento, eu sabia fazer uma conta ingrata de cor: eu tinha tido 23 óvulos da primeira vez, 18 da segunda, oito na terceira. Em todas as situações, havia contado com a solidariedade de outras mulheres que, assim como eu, alimentavam o sonho de ser mãe. Mulheres unidas pela esperança, pela dor e pela força de realizar um sonho que pode se mostrar tão difícil de ser atingido.

Encarei o processo pela quarta vez. Optaria novamente pela ovodoação. No meu íntimo, eu sentia que aquela seria a minha chance de ser mãe. Doze dias depois da transferência, lá estava o meu aguardado positivo. Um beta hCG de 219, e as tentantes sabem bem o que isso significa!

Pulei, chorei, agradeci de joelhos. Eu estava grávida!

Duas semanas depois do meu positivo, faria meu primeiro ultrassom. Minhas pernas tremiam, meu coração errava as batidas. Eram tantos sentimentos e dúvidas, tudo misturado... O bebê estava vivo? Será que ele estava no lugar certo? As minhas dúvidas silenciaram quando dr. Vamberto contou que não era um, mas sim dois!

Naquele momento, o mundo parou por alguns instantes. Só conseguia ouvir o eco: "São dois"! Eram dois corações piscando na tela do ultrassom, enquanto o meu batia descompassado no meu peito.

Com 16 semanas, descobri os meus meninos, Pedro Henrique e João Guilherme. Era o sonho tomando forma: o quartinho deles, o cheirinho de neném, o enxoval. Tudo era real!

Com 22 semanas, tive um sangramento. A placenta do Pedro tinha inserção baixa, o que é relativamente comum nas gestações gemelares. Dois dias depois, tive uma infecção urinária e precisei ficar internada por três dias.

Capítulo 11

Segui em repouso em casa, mas vieram as contrações, muita dor irradiando das costas para a barriga. Aquilo me preocupou, fui ao pronto-atendimento ginecológico e só sosseguei quando tive certeza de que os bebês estavam bem. O colo do útero estava fechado. Tomei uma medicação para conter a dor e fui liberada.

Mas a dor voltava, minha barriga estava endurecida, tive novo sangramento. Voltei ao hospital. Liberada, mais um dia se passou, novamente os sintomas. Eu retornaria ao pronto-socorro pela terceira vez.

A partir daquele momento, eu tinha certeza de que não estava bem. Na madrugada seguinte, fui levada às pressas para o Centro Obstétrico. A médica que me atendeu chegou a dizer que um dos meninos estava morto e que precisavam fazer o parto.

A angústia inacreditável se transformou em esperança depois que o médico plantonista decidiu fazer um ultrassom de urgência. Os meus dois filhos estavam vivos! Eu precisava ter fé.

Me transferiram para um setor do hospital até que um quarto fosse liberado. Já eram 4h da manhã e precisei tomar uma medicação para inibir o parto. Deitada numa maca, pedi à enfermeira que chamasse minha mãe, eu precisava dela. Quando ela chegou e pegou na minha mão, minha bolsa estourou.

Um dos bebês nasceu. Meu mundo mais uma vez parou. Estava sem som, sem movimento, sem reação. Eu não ouvia e nem via ninguém.

O Pedro recebeu os primeiros cuidados rapidamente, em pouco tempo já estava entubado e na incubadora. O João precisou ser retirado pelos médicos. Fui anestesiada e a equipe fez o que era preciso fazer.

Meu João nasceu com 475 gramas e faleceu ali mesmo, pouco depois. Eu perdia meu menininho, meu sonho, uma

Luto e renascimento: o preço de um sonho

parte insubstituível da minha vida estava indo embora naquele momento.

Pra mim, a sensação era de estar vendo tudo isso de fora. Era como se eu não existisse mais, diante de tudo que acontecia. Pedi para ser medicada, eu precisava "desligar".

Às 6h da manhã do dia 10 de dezembro de 2008, acordei com consciência do que estava por vir. Uma técnica de enfermagem entrou naquele quarto de hospital com uma cadeira de rodas, dizendo que me levaria até a UTI neonatal, onde o Pedro estava.

Meu coração já sentia o que a médica tinha a dizer. Recebi a pior notícia que alguém poderia ter - eu havia perdido o Pedro também. Meus dois filhos, meus dois sonhos, meus meninos. Eu seria incapaz de viver sem eles.

Enterrei um filho de manhã e outro de tarde. Nada mais me importava. Saí daquele hospital para enfrentar uma ausência irreparável. Foram dias horríveis, voltei para casa e lá estava o quartinho deles montado, o cheirinho dos bebês que nunca preencheriam o vazio daquele lar.

Quando tive forças, procurei ajuda. Todos se solidarizaram com minha dor. dr. Vamberto queria me ver e entender o que havia acontecido. Fui ao consultório, ele havia reservado aquela tarde para me receber. Meses depois, eu estaria pronta novamente para enfrentar o processo.

Ainda sem dinheiro, precisava novamente ser doadora de óvulos. Quinta tentativa, sexta tentativa com embriões congelados, dois negativos. Eu estava esgotada emocionalmente e continuar com a ovodoação poderia ser arriscado naquele momento. Resolvi dar um tempo.

Mas não contava com o inesperado. Eu até poderia ter desistido de mim, mas meu médico, não. Numa tarde qualquer, recebi uma ligação e me pediram para ir até a clínica. Iriam custear parte das medicações e dr. Vamberto abriria mão dos honorários médicos.

Capítulo 11

Como se Deus falasse comigo, vi que aquela seria a minha chance. Voltei pra casa com uma sensação diferente, comecei a me planejar. Eu precisaria bancar metade das medicações, mas não sabia como. Eu não tinha bens, não tinha dinheiro guardado, mas tinha uma certeza no meu coração, de que aquele era meu sim!

Quatro dias depois, recebi uma ligação da clínica e corri pra lá. Numa sala reservada, de reunião, eu tentava explicar ao dr. Vamberto que ainda não havia conseguido o valor das

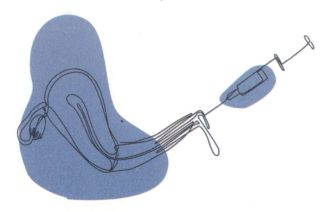

medicações. Naquele segundo, ouvi uma frase carregada de amor, me pedindo calma em meio à afobação da ansiedade: "Vanessinha, eu vou te dar a medicação! Agora temos tudo que é necessário, me ligue quando iniciar seu ciclo".

Ali mesmo ajoelhei e comecei a chorar. Minha nova chance era real! A vontade era de voltar pra casa correndo e contar pra minha mãe, eu estava com minha nova chance ali, bem na minha frente.

Começamos a induzir e vieram ótimos óvulos, ótimos embriões e três blastocistos da melhor classificação. Transferimos dois. Doze dias depois, estava diante do meu positivo: beta hCG 1770! Eu sabia que eram meus gêmeos a caminho.

Luto e renascimento: o preço de um sonho

Duas semanas depois, no momento da primeira consulta, fomos para o ultrassom. Meu coração sabia que eram dois e, sim, eram dois! Meus bebês, meus gêmeos.

Me surpreendendo mais uma vez, recebi uma oferta irrecusável. Ele, que já havia feito tanto até ali, ofereceu-se para me acompanhar também na gestação, fazendo o pré-natal.

As semanas se passaram até que a gente descobrisse que eu estava grávida de um casal, uma menina e um menino. Era muita felicidade!

Fiz uma cerclagem, que é uma costura no colo no útero para evitar um parto prematuro, quando estava com 12 semanas. Tive uma gestação tranquila, com ótima condução e atenção aos detalhes. Cada dúvida que eu tinha, o dr. Vamberto estava ali para me acalmar e orientar.

Com 31 semanas, durante um ultrassom, a médica informou que o Gemelar 2 estava com uma resistência na artéria umbilical. Com muita calma, fui orientada a ficar internada, pois assim seria possível acompanhar os bebês dia após dia, com ultrassom.

Uma semana depois, dr. Vamberto me informou que seria melhor realizar o parto, antes que um dos bebês entrasse em sofrimento fetal. A cesárea estava marcada e eu não podia acreditar que tudo estava acontecendo novamente. O medo fazia morada em mim, teria os gêmeos prematuros, precisaria encarar a UTI neonatal. Eu não sabia se seria capaz de passar por tudo mais uma vez.

Mas meu médico estava ali e era como se ele removesse meu medo com as próprias mãos. Entramos para sala de parto, ele me ajudou a deitar e, no momento da anestesia, me colocou deitada em seu ombro. Escolheu uma música, e era Adele quem cantava. O centro obstétrico estava em festa, era uma mistura de alegria com emoção, minha irmã foi autorizada a acompanhar o parto e eu podia ouvir a respiração das pessoas.

Capítulo 11

Vencendo o medo que tinha de ver sangue, minha irmã assistia a tudo e narrava cada passo em meu ouvido. Ouvi um chorinho fraco, seguido de um aviso do dr. Vamberto: "Nasceu a Natália! Agora vai nascer o Murilo!".

Mas meu filho se chamava Bernardo, e não Murilo!

Aquela era só uma brincadeira dele, que dizia que eram muitos erres no nome, difícil de pronunciar. Até hoje rimos dessa história e ele sempre brinca, perguntando pelo "Murilo".

Eu podia sentir a felicidade dele também. Tanto que dr. Vamberto ligou pra esposa e apresentou os gêmeos, queria dividir com ela aquele momento.

Hoje, Natália e Bernardo, ou Murilo, têm dez anos. Lembro de cada detalhe como se fosse ontem, sou eternamente grata por tudo que recebi.

Alguns médicos têm um propósito de vida que vai além do profissionalismo que exige o ofício. Mais do que cuidar de casais inférteis, cuidam da nossa essência. Fui amparada todas as vezes que senti a dor da ferida provocada pela infertilidade, a dor da perda.

Todos os dias, agradeço a Deus por ter colocado a pessoa certa no meu caminho. Por não ter me deixado desistir - hoje, sei que não era uma opção.

> **Ovodoação**
>
> Modelo de tratamento para infertilidade onde o óvulo é compartilhado entre uma mulher doadora e uma mulher receptora. O Conselho Federal de Medicina, a partir da Resolução nº 2.320/2022, determina as regras: as doadoras devem ter até 37 anos, gozar de boa saúde e fazer a doação sem fins lucrativos. É um modelo cooperativo com benefício mútuo.

CAPÍTULO 12
Um sonho que atravessou o Atlântico

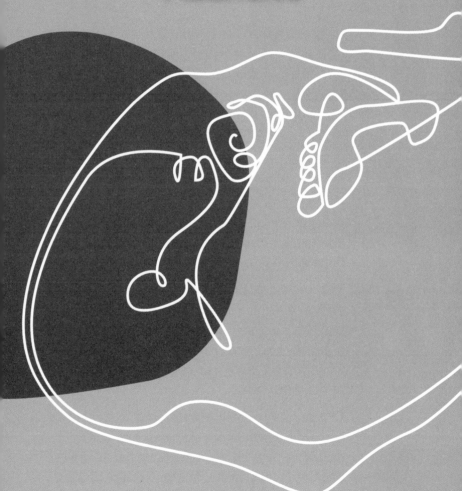

Maria Deolinda Quental

Sou angolana e, para nós, africanos, ter um filho é uma questão muito importante. Aqui, vivemos muitas dificuldades, e quem não tem filhos sofre humilhações - seja dentro da família ou por pressões da sociedade.

Foi em 2009, por conta de uma prima, a Lídia, que comecei a pensar em viajar em busca do meu sonho. Eu e meu marido, o Aristides, não conseguíamos engravidar e, naquele ano, ela tinha ido ao Brasil se consultar com um médico.

Tínhamos a possibilidade de ir para a África do Sul, mas pela questão da língua, acabou mais fácil ir para São Paulo. Todo o processo para retirar o visto foi feito e fizemos nossa viagem para conhecer o médico que minha prima tanto falava.

Chegando no Brasil, conhecemos o dr. Vamberto. Fui acolhida por ele e descobri que meu problema para engravidar era devido à qualidade dos meus óvulos. Eu estava com 38 anos e já não menstruava também.

> **"**
>
> *Quinze dias antes do primeiro ano de aniversário de meu filho, um trágico acidente ocorreu. Meu marido pilotou um avião de Luanda para Huambo e lá, outro piloto assumiu. O avião onde estava meu marido e outros 32 oficiais caiu.*
>
> **"**

Logo no meu primeiro tratamento, engravidei do Josué. Fiz o pré-natal no sistema público de saúde e a gravidez seguiu complicada, por conta da minha pressão alta. O bebê não crescia e voltei a procurar por dr. Vamberto.

Assustado e preocupado, ele conseguiu me internar em um hospital em São Paulo e lá fiquei lutando pelo meu filho. Josué nasceu com um quilo e sete meses, e passamos dois meses na UTI. Era setembro de 2010.

Capítulo 12

Voltamos para o meu país e segui minha vida na Polícia. Meu marido também, como piloto da Força Aérea angolana. Em setembro de 2011. Quinze dias antes do primeiro ano de aniversário de meu filho, um trágico acidente ocorreu. Meu marido pilotou um avião de Luanda para Huambo e, lá, outro piloto assumiu. O avião onde estava meu marido e outros 32 oficiais caiu ainda na província de Huambo. A notícia correu o mundo. Deus levou o meu marido...

Fiquei absolutamente desolada. Junto com a minha família, continuei minha vida e os cuidados com o Josué. Mas eu ainda tinha o sonho de ter mais filhos. Era "nosso" sonho: meu e do Aristides.

Por conta da viagem que fiz ao Brasil para o tratamento e do trabalho do meu marido, tínhamos deixado espermatozoides congelados na clínica em São Paulo. Decidi voltar.

Em 2013, liguei para o dr. Vamberto. A última vez que havíamos nos falado foi pela morte do meu marido. Expliquei que gostaria de usar os espermatozoides dele, ainda presentes e congelados na clínica em São Paulo, para ter outro bebê. Foi até engraçado notar o espanto do dr. Vamberto, que não conseguia disfarçar na voz.

A clínica toda foi atrás do meu prontuário e lá constava que meu marido havia deixado como responsável pelo

Um sonho que atravessou o Atlântico

produto dele minha cunhada, Bernardete MizuLuzolo, casada com meu irmão. Apenas ela poderia autorizar o descongelamento e o uso do material. Essa descoberta me emocionou, porque, claramente, era um sinal de que meu marido queria mais filhos. Foi um presente do Aristides.

Nos foi enviado o modelo para liberação do material e, em um notário aqui em Angola, providenciamos a assinatura da minha cunhada. Toda a documentação foi enviada ao Brasil e recebida por dr. Vamberto, que providenciou o processo legal para a execução do tratamento.

Tudo pronto, voltamos ao Brasil em busca de mais filhos! Minha idade avançada me fez buscar pelos óvulos que eu havia deixado na clínica e todo o processo foi feito. Meu útero, preparado. Minha alma estava pronta.

No dia da transferência, eu estava bastante emocionada. Chorava copiosamente de emoção e medo. Me sentia sozinha sem o meu amado marido e lutando pela nossa família. Me lembro claramente quando dr. Vamberto entrou na sala e pegou na minha mão. Falou, olhando nos meus olhos, que eu era a mulher mais guerreira que já tinha conhecido na vida. Foi lindo demais. Me senti acolhida e grata a todos que estavam ali. Enfermeiras e equipe. Só pedi a Deus força para levar meu filho para casa.

O resultado do exame de gravidez deu positivo e, duas semanas depois, eu estava no consultório para fazer o ultrassom. Nesse momento, mais uma surpresa aconteceu: a tela mostrava dois saquinhos de gravidez. Eram gêmeos!

Novamente, o dr. Vamberto conseguiu o meu pré-natal e meus filhos nasceram no dia 10 de junho de 2014. Saudáveis e no tempo certo. Vamberto e Luis foram os nomes que escolhemos. Queria fazer uma homenagem

Capítulo 12

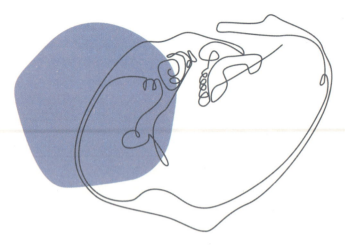

ao meu "pai brasileiro", dr. Vamberto Maia Filho, com o nome do meu bebê.

Sou muito grata a Deus por ter me colocado no caminho certo e com as pessoas certas. Levar meu marido foi uma dor enorme, mas ele me deu meus filhos e uma razão para viver longe das humilhações e com uma felicidade enorme.

Nenhuma mulher é infértil, como muito bem diz meu pai Vamberto. Estamos sem conceber por muitas razões e algumas injustiças. Mas depende de nós lutar e não perder as esperanças no que buscamos. Não é fácil, mas vale a pena atravessar o Atlântico para ser feliz.

> O destino de espermatozoides, óvulos e embriões é regulado por contratos rígidos, pois envolvem não só formação das famílias, como também heranças e espólios. Decisões a respeito de casos como separação ou morte devem ser claras nestes documentos. O CFM adota normas éticas em reprodução assistida exatamente para trazer maior segurança e eficácia a tratamentos e procedimentos médicos.

Sobre o autor

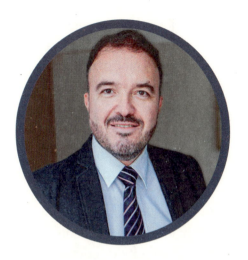

VAMBERTO MAIA FILHO

Nasci no Recife, em Pernambuco, sou filho de médico com uma engenheira civil e tenho uma irmã mais nova, que é pediatra. Cresci dentro de uma família amorosa, humilde e batalhadora, que nos estudos encontrou a saída para vencer na vida. Meus pais foram os primeiros de suas respectivas famílias a chegarem à universidade. Nesse exemplo, sempre me espelhei.

Sou apaixonado pela medicina desde criança. Sempre tinha a resposta imediata para uma das perguntas mais comuns da infância: "O que eu queria ser quando crescesse?" Médico! Meu pai, que também é professor da Universidade de Pernambuco (UPE), foi minha maior referência. Enquanto ele treinava as aulas, eu só escutava e me encantava. Foi fácil me seduzir pelos ossos, bonecos e pelves.

Além de médico, já me aventurei pintando quadros, desenhando quadrinhos e criando peixes ornamentais, que, diga-se, é meu maior *hobby*. Fui atleta a vida inteira e, no handebol, tive minha maior paixão e melhor momento, quando cheguei à seleção pernambucana.

Concluí a graduação e fiz duas residências médicas (Ginecologia-Obstetrícia e Reprodução Humana) no Recife. Como chefe da residência, reformulei o atendimento aos pacientes, inauguramos cirurgias por vídeo na emergência do hospital e ainda participei do 1º bebê por Fertilização *In Vitro* do SUS na capital pernambucana, o que me enche de orgulho. Vim para São Paulo para realizar meu doutorado pela Universidade Federal de São Paulo (Unifesp) e, na instituição, fui professor convidado e preceptor da disciplina de ginecologia endócrina por 11 anos.

Sou casado e tenho três filhas - aliás, trigêmeas, que eu mesmo fiz! Minha esposa e filhas são a maior razão da minha existência e grandes motivadoras na vida. Além de ter uma fé inabalável em Deus, busco levar seus ensinamentos para meu cotidiano familiar e laboral.

Com um estilo de vida simples, busco constantemente evoluir como pai, marido, médico e pessoa. Estagnação não entra no meu dia a dia. Quero fazer o bem sempre e, se puder, ajudar cada vez mais pessoas em busca da felicidade e realização de seus sonhos.

Agradecimentos

Agradeço primeiramente a Deus, que me fortalece e me guia pelos caminhos mais difíceis, concedendo sua proteção e iluminando a vida.

A meus pais, Josane e Vamberto, que nunca esmoreceram em me dar as ferramentas para me tornar o homem que sou. Modelos de caráter e amor que permitiram voar em busca dos meus sonhos.

À minha esposa Maíra, que esteve ao meu lado nos últimos 28 anos e sempre está presente. Ela me ensinou que amar a dois é bom, mas ver esse amor crescer em forma de filhas trigêmeas é ágape. A cada tombo levado, nos erguemos juntos. Sem ela, eu seria bem menos; com ela, sou o meu melhor.

Aos amigos de profissão e mestres, que tornaram minha graduação e pós-graduação um caminho possível. Sem eles, o conhecimento seria hermético e estático. Juntos, compartilhamos e ensinamos. A medicina é melhor se temos pessoas em quem podemos confiar e nos espelhar.

E o maior de todos agradecimentos dedico às minhas amadas pacientes. Que, em sua maioria, acreditaram em um jovem médico do Nordeste brasileiro e entregaram seus sonhos à minha competência médica. Tenham certeza que tenho me dedicado ao máximo e nunca esquecerei de cada história, vitória e desafio confiado a mim. O amor é uma construção coletiva e vocês fazem parte da minha trajetória.

Glossário da infertilidade

ABORTOS ESPONTÂNEOS
Expulsão natural de um embrião/feto não viável do útero antes da 20ª semana de gravidez.

ABORTOS RECORRENTES /ABORTO DE REPETIÇÃO
Duas ou três perdas gestacionais antes da 20ª semana de gravidez.

ADENOMIOSE
Ocorre quando o endométrio, tecido que reveste o interior do útero, invade o miométrio (a parte muscular do órgão), deixando as paredes uterinas mais espessas. Este quadro pode causar cólicas menstruais intensas, sangramentos vaginais irregulares e intensos e desconforto abdominal.

AMENORREIA
Ausência de menstruação, que pode ser primária ou secundária. Na amenorreia primária, a mulher

não tem o primeiro ciclo menstrual. Já a amenorreia secundária caracteriza-se pela ausência de menstruação pelo menos em três ciclos consecutivos em mulheres em idade fértil.

ANEUPLOIDIAS

Alterações cromossômicas que se caracterizam pelo ganho ou perda de um ou mais cromossomos. A Síndrome de Down é um exemplo de aneuploidia que se caracteriza pela trissomia do cromossomo 21.

ANOVULAÇÃO

Ausência de ovulação no ciclo menstrual.

ASSISTED HATCHING

Procedimento no qual a zona pelúcida (cobertura externa) do embrião é parcialmente aberta, geralmente pela aplicação de um ácido ou laser, para facilitar a implantação do embrião no útero.

AZOOSPERMIA

Completa ausência de espermatozoides no sêmen do ejaculado.

BAIXO PESO ACENTUADO AO NASCER

Peso ao nascer abaixo de 1.500g.

BANCO DE ÓVULOS

O banco de óvulos permite o acúmulo de óvulos para utilização futura ou para doação. A técnica mais utilizada de congelamento é a vitrificação, um processo seguro para esses gametas, já que mais de 95% dos óvulos sobrevivem após o descongelamento.

Glossário da infertilidade

BANCO DE SÊMEN

Através dos bancos de sêmen nacionais ou internacionais, casais com fator de infertilidade masculina grave, mulheres que procuram uma produção independente e casais homoafetivos podem ter acesso a doadores. O banco também permite a criopreservação de espermatozoides para o próprio paciente, por um período indeterminado, nos casos de tratamento oncológico.

BARRIGA SOLIDÁRIA OU ÚTERO DE SUBSTITUIÇÃO

Tratamento empregado quando a mulher não pode engravidar, seja por não ter útero ou pela presença de doenças graves que contraindicam a gravidez, mesmo tendo óvulos capazes de gerar um bebê. Nesta situação, o casal gera o embrião através de técnicas de Fertilização *In Vitro* (FIV), e esse embrião é transferido para o útero de outra mulher, que irá gestar o bebê. O registro da criança é feito em nome dos pais. A pessoa que gestou o bebê não possui direitos legais sobre a criança.

BIÓPSIA EMBRIONÁRIA

A biópsia embrionária é uma técnica utilizada na Fertilização *In Vitro* (FIV), com o objetivo de identificar possíveis alterações genéticas nos embriões. São retiradas algumas células do embrião, que permitem o estudo dos cromossomos do embrião, a fim de descartar aneuploidias embrionárias, antes da transferência embrionária.

BLASTOCISTO

Estágio de desenvolvimento do embrião que pode acontecer no quinto, sexto ou sétimo dia após a fertilização. Nessa fase, o embrião em blastocisto apresenta cerca de cem células.

CICLO CANCELADO
Ciclo de TRA no qual a estimulação ou a monitorização ovariana foram realizadas com a intenção do tratamento, mas não se procedeu à aspiração folicular ou, no caso de embriões descongelados, à transferência de embriões.

COITO PROGRAMADO
Considerada de baixa complexidade, dentre as técnicas de reprodução humana assistida, o coito programado consiste no acompanhamento médico do ciclo menstrual da mulher, através de ultrassonografias transvaginais a cada 2 ou 3 dias, e na orientação ao casal do melhor momento para a relação sexual em casa, o que favorece o encontro entre óvulo e espermatozoide e aumenta a chance de gravidez. Nesses casos, pode-se ou não usar indutores de ovulação. É indicado para mulheres com trompas pérvias cujo parceiro tenha um espermograma normal.

CONGELAMENTO DE EMBRIÕES
As novas tecnologias de criopreservação por vitrificação permitem ao especialista em reprodução humana o congelamento de embriões excedentes para transferência futura. Os embriões podem ficar criopreservados por anos. Mais de 95% deles sobrevivem quando são descongelados. O congelamento pode ser realizado em embriões de 2 a 7 dias e o armazenamento é realizado em tanques de nitrogênio líquido, a -196°C.

CONGELAMENTO DE TECIDO OVARIANO
Considerada uma técnica experimental, é utilizado em casos especiais, como em situações de câncer em meninas em idade pré-puberal, onde a única

Glossário da infertilidade

estratégia possível é a criopreservação de tecido ovariano prévio ao tratamento oncológico ou para pacientes em período reprodutivo que necessitam iniciar a quimioterapia imediatamente e não podem passar pelo estímulo ovariano para preservação de óvulos. A retirada de uma parte do ovário é feita, geralmente, por videolaparoscopia.

CONTRACEPÇÃO

Os anticoncepcionais são métodos usados para evitar a gravidez. Eles podem ser hormonais, como por exemplo pílulas anticoncepcionais, anel vaginal, DIU de progesterona, implantes não hormonais, como, por exemplo, DIU de cobre ou tabelinha; ou de barreira, como os preservativos.

CORPO LÚTEO

O corpo lúteo é uma estrutura que é formada nos ovários logo após a ovulação, responsável pela secreção de progesterona, hormônio importante para que aconteça a gravidez.

DIAGNÓSTICO PRÉ-IMPLANTACIONAL (PGT)

O diagnóstico pré-implantacional (também conhecido como biópsia embrionária) permite a possibilidade de diagnosticar doenças cromossômicas ou genéticas hereditárias antes da transferência do embrião para o útero. É realizado através da retirada de uma pequena quantidade de células do embrião que serão analisadas em laboratório de genética especializado. O rastreamento da presença de possíveis alterações cromossômicas no embrião pode revelar alterações como a Síndrome de Down, a Síndrome de Klinefelter, a Síndrome de Patau e síndromes relacionadas aos cromossomos sexuais.

Glossário da infertilidade

DISPAURENIA
A dispareunia é a dor durante a relação sexual. Pode ser um sintoma de endometriose ou de infecção pélvica, dentre outras causas.

DOAÇÃO DE ESPERMA
Esperma doado por um homem fértil a bancos de sêmen, de maneira anônima.

DOAÇÃO DE ÓVULOS
A doação de óvulos é permitida no Brasil, de maneira anônima, para mulheres com menos de 35 anos, de forma compartilhada, ou seja, uma mulher que esteja em tratamento doa parte dos seus óvulos para outras pessoas em tratamento. Também pode ser feita de maneira voluntária.

DOAÇÃO DE EMBRIÕES OU EMBRIODOAÇÃO
Embriões excedentes podem ser doados a outras pessoas em tratamento quando o casal não pretende mais utilizá-los, mas também não gostaria de descartar o material biológico. É possível quando o embrião é proveniente de óvulo de uma mulher com menos de 35 anos e de um homem com menos de 50 anos.

EMBRIÃO
Um óvulo que foi fertilizado por um espermatozoide e sofreu uma ou mais divisões celulares.

ENDOMETRIOSE
Condição em que o tecido endometrial, que normalmente localiza-se dentro do útero, cresce anormalmente e pode se desenvolver nos ovários, trompas

Glossário da infertilidade

de Falópio e outros órgãos, causando escarificação, sangramento, dor pélvica e infertilidade.

ESPERMA
As células sexuais masculinas (espermatozoides), que são produzidas nos testículos.

ESPERMOGRAMA
Exame utilizado para avaliar os espermatozoides no sêmen do ejaculado. Como parâmetros, podem ser avaliados o volume, o número de espermatozoides (contagem de espermatozoides), a forma (morfologia) e a capacidade de movimentação (motilidade), dentre outros.

ESTIMULAÇÃO OVARIANA
A estimulação ovariana ocorre com a administração de medicamentos hormonais (medicamentos de ovulação), que podem ser injetáveis ou utilizados via oral. Essas drogas estimulam o crescimento de múltiplos folículos nos ovários.

ESTROGÊNIO
Principal hormônio feminino, produzido em sua maior parte pelos folículos ovarianos.

FALÊNCIA OVARIANA PREMATURA (FOP)
MENOPAUSA PRECOCE
A falência ovariana precoce (FOP) – também conhecida por insuficiência ovariana primária e menopausa prematura – é caracterizada como a perda da função ovariana antes dos quarenta anos de idade. Nesse caso, os ovários deixam de cumprir sua função ovulatória e reprodutiva. O resultado principal dessa alteração é a infertilidade.

Glossário da infertilidade

FERTILIZAÇÃO IN VITRO (FIV)

Procedimento que proporciona o encontro do óvulo com o espermatozoide dentro do laboratório de reprodução assistida. Os embriões resultantes são transferidos para o útero da mulher no momento adequado.

FOLÍCULO

Uma estrutura cística contendo o óvulo e todas as células de suporte. Localiza-se no ovário.

GRAVIDEZ BIOQUÍMICA (ABORTAMENTO ESPONTÂNEO PRÉ-CLÍNICO, MISCARRIAGE)

Gravidez diagnosticada somente pela detecção do HCG no soro ou urina e que não se desenvolve para uma gravidez clínica.

GRAVIDEZ ECTÓPICA

Gravidez ectópica é a gravidez que se implanta fora do útero, mais frequentemente na trompa de Falópio. A tuba pode se romper ou sangrar, à medida que a gravidez avança, resultando em uma situação médica grave.

GRAVIDEZ CLÍNICA

Gravidez diagnosticada por visualização ultrassonográfica de um ou mais sacos gestacionais ou sinais clínicos definitivos de gravidez. Inclui a prenhez ectópica. Nota: sacos gestacionais múltiplos são contados como uma gestação clínica.

GAMETAS

É a célula reprodutiva, sendo nas mulheres o óvulo e nos homens o espermatozoide.

Glossário da infertilidade

GONADOTROFINAS

São hormônios produzidos na hipófise para estímulo das gônadas. Os dois principais tipos de gonadotrofinas hipofisárias são o hormônio luteinizante (LH) e o hormônio estimulador do folículo (FSH). Uma terceira gonadotrofina humana é a gonadotrofina coriônica humana (hCG), produzida pela placenta durante a gravidez.

HATCHING (EXTRUSÃO)

Processo pelo qual o embrião no estágio de blastocisto se separa da zona pelúcida.

HIDROSSALPINGE

É a presença de líquido dentro da trompa de Falópio.

HIPERPROLACTINEMIA

A hiperprolactinemia refere-se a níveis elevados de prolactina na corrente sanguínea. É a alteração endócrina mais comum do eixo hipotálamo-hipofisário e pode ser a etiologia em 20% a 25% das pacientes com amenorreia secundária.

HIRSUTISMO

É o crescimento de pelos longos e grossos na face, no peito, na parte superior dos braços e na parte superior das pernas, em um padrão semelhante ao masculino. Pode ser devido à origem étnica ou a níveis excessivos de andrógenos.

HISTEROSCOPIA

Procedimento no qual uma câmera (histeroscópio) é inserida no útero, via vaginal, para permitir a visualização da cavidade uterina. Visa diagnosticar

Glossário da infertilidade

e tratar problemas como pólipos, sinéquias, septos uterinos, miomas, dentre outros.

HISTEROSSALPINGOGRAFIA

Exame de raio-x do útero e das trompas uterinas, que tem como principal objetivo avaliar a permeabilidade tubária.

HORMÔNIO ANTI-MÜLLERIANO (AMH OU HAM)

Hormônio produzido pelos folículos ovarianos. Por meio de um exame de sangue, é possível avaliar a reserva ovariana feminina (a quantidade de óvulos que a mulher dispõe em seus ovários).

HORMÔNIO FOLÍCULO-ESTIMULANTE (FSH)

Um hormônio secretado pela glândula pituitária. Nas mulheres, é responsável por estimular a maturação dos folículos do ovário. Nos homens, é responsável por estimular e manter a produção de espermatozoides.

HORMÔNIO LUTEINIZANTE (LH)

Um hormônio produzido pelas glândulas pituitárias. Nas mulheres, é responsável por desencadear a ovulação.

INDUÇÃO DA OVULAÇÃO

Utilização de medicamentos hormonais com o objetivo de estimular o crescimento de um ou mais folículos.

INFECÇÕES SEXUALMENTE TRANSMISSÍVEIS, IST

Infecções transmitidas por relação sexual sem preservativo. A clamídia ou a gonorreia são exemplos

Glossário da infertilidade

de ISTs. Na mulher, algumas infecções sexualmente transmissíveis podem causar infecções pélvicas e levar à infertilidade, danificando as tubas uterinas e aumentando o risco de gravidez ectópica.

INFERTILIDADE
O casal é considerado infértil se não tiver concebido após 12 meses de relações sexuais desprotegidas.

INFERTILIDADE SEM CAUSA APARENTE
Em aproximadamente 5% a 10% dos casais que tentam conceber, todos os exames para diagnóstico da infertilidade apresentam resultados normais e não há causa aparente para a infertilidade. Em uma porcentagem muito maior de casais, pequenas anormalidades são encontradas, mas não são graves o suficiente para resultar em infertilidade. Nesses casos, a infertilidade é referida como sem causa aparente.

INJEÇÃO INTRACITOPLASMÁTICA DE ESPERMATOZOIDES (ICSI)
Procedimento no qual um único espermatozoide é injetado diretamente em um óvulo. Este procedimento é mais comumente empregado para superar problemas de infertilidade masculina grave.

INSEMINAÇÃO INTRAUTERINA (IIU)
Considerada uma técnica de reprodução assistida de baixa complexidade. Assim como no coito programado, o ciclo menstrual da mulher é acompanhado através de ultrassonografias transvaginais seriadas. Pode-se, ou não, utilizar indutores de ovulação. A paciente retorna à clínica, em seu período ovulatório, para a introdução do sêmen, após preparo, em laboratório, diretamente na cavidade uterina.

Glossário da infertilidade

ISCA
Infertilidade sem causa aparente. Quando o casal não consegue engravidar e, mesmo após a investigação de todos os fatores, não se consegue definir a causa da infertilidade.

LAPAROSCOPIA
Procedimento cirúrgico que permite a visualização dos órgãos pélvicos através da introdução de uma câmera dentro da cavidade abdominal. Pequenas incisões são realizadas na região abdominal para inserir os instrumentos cirúrgicos. A laparoscopia ginecológica é um procedimento cirúrgico utilizado no diagnóstico e no tratamento de doenças do trato genital feminino.

MENOPAUSA
Menopausa é nome dado à última menstruação da mulher, momento no qual o ovário perde completamente a função reprodutiva e os níveis de estrogênio diminuem. Ocorre, mais comumente, entre as idades de 41 a 56 anos. A média da menopausa, entre as brasileiras, é em torno de 51 anos.

MICRO-TESE
Extração de espermatozoides testiculares por microdissecção (micro-TESE ou TESE microcirúrgica) é um procedimento realizado em centro cirúrgico, sob anestesia geral ou raquidiana, por um profissional com habilidade em microcirurgia que utiliza um microscópio cirúrgico para identificar túbulos seminíferos nos testículos que podem conter espermatozoides a serem extraídos.

Glossário da infertilidade

MIOMAS UTERINOS

Tumores benignos (não cancerosos) na parede do músculo uterino. Podem ser subserosos (quando crescem para fora do útero), intramurais (quando crescem na musculatura uterina) ou submucosos (quando invadem a cavidade uterina). Nesse último caso, podem causar sangramento uterino anormal. Também conhecidos como leiomiomas.

MUCO CERVICAL

Muco secretado pelo colo do útero em função da ação hormonal do ciclo menstrual. Geralmente, é produzido em maior abundância no período periovulatório.

OÓCITO

Mesmo nome dado ao óvulo.

OVÁRIO

Gônada feminina, responsável pela produção de óvulos e hormônios.

OVODOAÇÃO

Ovodoação, ou doação de óvulos, é um tipo de tratamento empregado quando a mulher não tem mais óvulos viáveis ou já está na menopausa. No Brasil, a doação é permitida, desde que seja anônima, ou seja, a doadora não conhecerá o casal a quem doou o óvulo e nem as possíveis crianças geradas, e os pais não terão acesso à identidade da doadora. A doação de gametas não pode ter caráter lucrativo ou comercial. As doadoras precisam necessariamente ter menos de 35 anos. Já as receptoras de óvulos, segundo resolução do

Glossário da infertilidade

Conselho Federal de Medicina, devem ter até 50 anos, podendo exceder essa idade, desde que sejam saudáveis.

OVULAÇÃO

Termo usado para definir a liberação do óvulo pelo ovário da mulher. Geralmente acontece no décimo quarto dia do ciclo menstrual, em mulheres com ciclos de cerca de 28 dias.

PESA-MESA

A aspiração percutânea de espermatozoides do epidídimo (PESA) é um procedimento cirúrgico em que uma agulha é introduzida no epidídimo com a intenção de obtenção de espermatozoides. Enquanto o PESA pode ser realizado na clínica de reprodução assistida, o MESA (extração microcirúrgica de espermatozoides do epidídimo) geralmente é realizado em ambiente hospitalar com a ajuda de um microscópio.

PRESERVAÇÃO DA FERTILIDADE

Possibilidade de guardar os gametas (óvulos e espermatozoides) para utilização futura. A alternativa é muito empregada por mulheres que desejam postergar a maternidade e por pacientes oncológicas. Dentre as opções de preservação de fertilidade, destacam-se: congelamento de óvulos, de espermatozoides, de tecido ovariano e de embriões.

PRODUÇÃO INDEPENDENTE

Desejo de formar uma família, mesmo sem a presença de um parceiro. No caso das mulheres, pode-se recorrer ao banco de sêmen para escolha de um doador anônimo de espermatozoides.

Glossário da infertilidade

No caso dos homens, pode-se recorrer à doação anônima de óvulos e a um útero de substituição.

PROGESTERONA

Hormônio feminino, produzido principalmente no ovário. Seus níveis são mais altos no período pós-ovulatório e durante a gravidez.

RECANALIZAÇÃO TUBÁRIA

É a reversão cirúrgica da laqueadura. Procedimento indicado para pacientes jovens (até 35 anos). Para realização de uma reversão de laqueadura, o comprimento da trompa residual e o local onde foi feita a ligadura são determinantes no sucesso do procedimento.

REPRODUÇÃO PÓSTUMA

Os nascimentos póstumos são reconhecidos desde a antiguidade, quando um marido ou companheiro morria de doença, de acidente ou em guerra, após a concepção, mas antes do nascimento ter ocorrido. Legalmente e socialmente, a criança que nascia era considerada a legítima herdeira do pai falecido. Hoje, a reprodução póstuma, no caso dos homens, tornou-se possível depois que o sêmen pôde ser congelado e usado para inseminação artificial após a morte do doador. No caso das mulheres, o mesmo é possível, se houver embrião congelado.

RESERVA OVARIANA

A reserva ovariana refere-se à quantidade de óvulos disponíveis no ovário. Durante a vida reprodutiva da mulher, ocorre um declínio natural da reserva ovariana, que acentua-se gradativamente, após os 35 anos.

Glossário da infertilidade

REVERSÃO DA VASECTOMIA

A reversão da vasectomia é um procedimento cirúrgico que restaura o fluxo de espermatozoides, através da recanalização dos ductos deferentes. É realizada pela mesma incisão da vasectomia com auxílio de um microscópio.

S

SANGRAMENTO UTERINO ANORMAL

A menstruação é considerada normal quando o sangramento uterino ocorre a cada 21-35 dias e não é excessivo. A duração do sangramento menstrual é entre dois e sete dias. A hemorragia uterina anormal ocorre quando a frequência ou a quantidade de sangramento uterino difere da mencionada. O sangramento uterino anormal é causado por uma variedade de fatores, como, por exemplo, pólipos endometriais, fatores hormonais, endometriose, miomas submucosos, dentre outros.

SÍNDROME DE HIPERESTIMULAÇÃO OVARIANA (SHO)

É uma condição que resulta da indução da ovulação, caracterizada pelo aumento do volume dos ovários, aumento excessivo dos níveis de estrogênio e extravasamento de líquido dos ovários para a cavidade pélvica. Pode ser leve, moderada ou grave. Os casos graves têm sido cada vez menos frequentes devido ao emprego de protocolos de indução da ovulação mais conservadores e da individualização dos tratamentos.

SÍNDROME DOS OVÁRIOS POLICÍSTICOS (SOP)

A Síndrome dos Ovários Policísticos (SOP) atinge de 5% a 10% das mulheres em idade reprodutiva e pode reduzir as taxas de fertilidade, principal-

Glossário da infertilidade

mente por distúrbios na ovulação. O fator chave parece ser desencadeado pela resistência insulínica. Pelos critérios de Bologna, o diagnóstico se dá quando a paciente apresenta dois ou mais dos seguintes fatores: ciclos menstruais irregulares, geralmente muito longos ou ausentes; aumento dos níveis de androgênios (hormônios masculinos), avaliados clinicamente ou por meio de exames de sangue; e padrão ovariano policístico pelo exame de ultrassom.

SUPER-ICSI

A ICSI de Alta Magnificação ou Super-ICSI é uma técnica de reprodução assistida de alta complexidade, que tem como característica o alto poder de resolução das imagens dos espermatozoides. A estimulação ovariana, a coleta do sêmen e os procedimentos laboratoriais são os mesmos empregados na ICSI, com a diferença que a maior resolução das imagens é utilizada para a seleção dos melhores espermatozoides.

TÉCNICAS DE REPRODUTIVA ASSISTIDA (TRA)

Todos os tratamentos ou procedimentos que auxiliam os casais na obtenção da gravidez. Podem ser divididos em baixa (coito programado, inseminação artificial) e alta complexidade (FIV, congelamento de óvulos, ovodoação, dentre outras técnicas).

TESA-TESE

A aspiração de espermatozoides testiculares (TESA) é um procedimento cirúrgico de coleta dos espermatozoides diretamente dos testículos, através de aspirações com agulha fina, enquanto a extração de espermatozoides testiculares (TESE) envolve

Glossário da infertilidade

uma ou mais biópsias dos testículos, pelas quais é pesquisada a presença de espermatozoides.

TESTES DE OVULAÇÃO

Como uma variedade de problemas pode interromper a ovulação e resultar em infertilidade, muitas vezes é necessário determinar se uma mulher está ovulando ou não. Existem várias maneiras de detectar a ovulação, incluindo kits de teste de urina para medir os níveis de LH, ultrassom transvaginal, exames de sangue para medir os níveis hormonais e o gráfico da temperatura basal do corpo (BBT).

TESTÍCULOS

Gônada masculina, responsável pela produção dos espermatozoides e hormônios.

TIME-LAPSE (EMBRYOSCOPE® PLUS)

É uma incubadora, que difere das outras por possuir uma câmera de vídeo acoplada ao sistema. Essa câmera permite fazer vídeos do desenvolvimento dos embriões e melhorar o acompanhamento da fertilização até a transferência para o útero da mulher.

TRANSPLANTE DE ÚTERO

A principal indicação para o transplante de útero é a ausência congênita ou outra malformação congênita do útero, que tem uma incidência de aproximadamente 1: 5.000. Outras indicações incluem perda do útero devido a tumores benignos ou malignos, complicações pós-parto ou lesão uterina adquirida irreversível - radiação, aderências e fibromas inoperáveis, por exemplo. A alternativa ao transplante uterino é a gestação por útero de substituição, na qual a gravidez é realizada por uma mulher que não é a mãe pretendida.

Glossário da infertilidade

VARICOCELE

As varicoceles são veias varicosas ou dilatadas dentro da bolsa escrotal que podem causar infertilidade em alguns homens.

VASECTOMIA

A vasectomia é um procedimento de esterilização cirúrgica eletivo para homens que se destina a obstruir ou remover uma porção de ambos os ductos deferentes, impedindo assim que o espermatozoide se mova dos testículos para os dutos ejaculatórios. Embora destinada à esterilização permanente, a vasectomia pode ser revertida em homens que procuram restaurar sua fertilidade devido a uma mudança no estado civil ou nos objetivos reprodutivos.

VITRIFICAÇÃO

Técnica utilizada para o congelamento de gametas ou embriões, que são colocados em nitrogênio líquido, o que reduz a temperatura a menos 196 graus em minutos, evitando a formação de cristais de gelo.

ZYMOT

É uma técnica que permite a seleção dos espermatozoides, possibilitando que os tratamentos de reprodução assistida tenham resultados melhores e mais assertivos. Indicado quando há necessidade de seleção de espermatozoides para os tratamentos de infertilidade, especialmente nos quadros de oligozoospermia e astenozoospermia. Além disso, a técnica é muito útil para homens que têm aumento da fragmentação do DNA espermático.